TRAITÉ

DE

L'URÉTHROSTOMIE

PÉRINÉALE

DANS LES RÉTRÉCISSEMENTS INCURABLES

DE L'URÈTHRE

CRÉATION AU PÉRINÉE D'UN MÉAT CONTRE NATURE

PAR MM.

ANTONIN PONCET
Professeur de clinique chirurgicale
à l'Université de Lyon,
Ex-chirurgien en chef de l'Hôtel-Dieu,
Membre correspondant
de l'Académie de médecine.

XAVIER DELORE
Ex-prosecteur,
Chef de clinique chirurgicale à l'Université
de Lyon,
Lauréat de l'Académie de médecine.

Avec 11 figures dans le texte

PARIS

MASSON ET Cie, ÉDITEURS

LIBRAIRES DE L'ACADÉMIE DE MÉDECINE

120, boulevard Saint-Germain.

1900

TRAITÉ

DE

L'URÉTHROSTOMIE PÉRINÉALE

DANS LES

RÉTRÉCISSEMENTS INCURABLES DE L'URÈTHRE

TRAITÉ

DE

L'URÉTHROSTOMIE

PÉRINÉALE

DANS LES RÉTRÉCISSEMENTS INCURABLES

DE L'URÈTHRE

CRÉATION AU PÉRINÉE D'UN MÉAT CONTRE NATURE

PAR MM.

ANTONIN PONCET
Professeur de clinique chirurgicale
à l'Université de Lyon,
Ex-chirurgien en chef de l'Hôtel-Dieu,
Membre correspondant
de l'Académie de médecine.

XAVIER DELORE
Ex-prosecteur,
Chef de clinique chirurgicale à l'Université
de Lyon,
Lauréat de l'Académie de médecine.

Avec 11 figures dans le texte

PARIS

MASSON ET Cie, ÉDITEURS

LIBRAIRES DE L'ACADÉMIE DE MÉDECINE

120, boulevard Saint-Germain.

1900

PRÉFACE

J'écris cette préface sans arrière-pensée.

L'uréthrostomie périnéale, ou création méthodique au périnée d'un méat contre nature, me paraît, en effet, se présenter avec tous les éléments nécessaires, pour juger une opération nouvelle.

Suivant une règle que je me suis imposée dans mes travaux cliniques de longue haleine, j'ai attendu, pendant des années, de savoir ce qu'étaient devenus mes opérés afin de les présenter sous le double jour, des résultats immédiats et définitifs.

Maintes fois, chez d'anciens rétrécis, j'avais été témoin de l'impuissance, des dangers, des méthodes classiques de traitement des rétrécissements de l'urèthre : dilatation, uréthrotomies interne, externe, uréthrectomie, etc. J'avais vu, surtout dans la clientèle hospitalière, des récidives, des complications locales : abcès, infiltration urineuse, etc., survenir plus ou moins rapidement, sans parler d'une infection urinaire ascendante, toujours menaçante, et cela, malgré les traitements conservateurs les plus divers.

D'une longue observation clinique était née cette conviction : *que certains rétrécissements de l'urèthre, que des lésions étendues de la muqueuse, traumatiques, inflammatoires, aboutissant, en fin de compte, à une sténose rebelle, constituaient, par leur diffusion, leur profondeur, leur multiplicité, etc., une maladie incurable.*

Je songeai, dès lors, à ne plus demander, chez de tels malades, aux méthodes conservatrices jusqu'ici exclusivement employées, méthodes dont l'insuffisance, dans des cas bien déterminés, était démontrée, la conservation intégrale d'une fonction irrémédiablement compromise.

Je me proposai de tourner la difficulté, d'établir au périnée, en tissu sain, un méat contre nature.

Cette création d'un néo-méat me semblait d'autant plus justifiée, qu'elle n'était, qu'une application à l'urèthre, d'une méthode thérapeutique, journellement employée pour d'autres conduits naturels, rétrécis, obstrués : œsophage, intestin, rectum, etc.

Ma première uréthrostomie périnéale remonte à 1892.

Ses indications étaient si nettes, le manuel opératoire et les suites en furent si simples, le résultat si satisfaisant que je me suis, bien des fois, demandé depuis, en parcourant la littérature des maladies des voies urinaires, comment l'urèthre était resté en dehors, de cette grande loi chirurgicale, applicable à toutes les obstructions incurables des conduits naturels, et qui veut : *qu'une fonction comme la miction s'accomplisse, avant tout, sans dangers, sans douleurs; qu'elle soit, en un mot, assurée, s'il y a lieu, par une voie artificielle.*

Il importe peu, en effet, suivant la réflexion d'un de nos uréthrostomisés, « que l'aqueduc mesure telle ou telle longueur, pourvu qu'il vide bien son réservoir ».

Peut-être a-t-on redouté de compromettre la fonction génitale, en tant que fécondation? peut-être les opérés, perdus trop tôt de vue, s'est-on cru suffisamment armé, malgré des récidives rebelles, invétérées.... Quoiqu'il en soit, les rétrécissements n'avaient été justiciables, avant la périnéostomie, que d'un seul traitement, visant la conservation fonctionnelle de la totalité de l'urèthre.

Il en a été de même, du reste, des accidents prostatiques, jusqu'au jour où nous avons établi les indications et la valeur thérapeutique de la cystostomie.

Dans le cours de cet ouvrage, nous donnons une grande place au chapitre des indications.

Convaincus de l'efficacité de la dilatation, de la puissance des uréthrotomies, et en particulier de l'uréthrotomie externe largement pratiquée, qui appartient si bien aux opérations relevant de la chirurgie à ciel ouvert, nous ne préconisons l'uréthrostomie qu'à bon escient, en un mot, que dans les cas, où, comme nous le démontrons, par l'anatomie pathologique et par la banqueroute des autres traitements suivis, il n'y a rien de mieux à faire.

Nos observations sont au nombre de vingt-trois. Elles ont été prises avec grand soin. La plupart contiennent des détails circonstanciés sur les résultats éloignés de l'uréthrostomie. Ainsi qu'il était facile de le prévoir, le méat contre nature étant établi au-dessous du sphincter vésico-prostatiques, les uréthrostomisés n'ont jamais eu d'incontinence. Dix-huit ont été revus, examinés, sept ans, trois ans, etc., après l'opération. Il s'agit donc de résultats définitifs, déjà bien mis en lumière par L. Coignet et Laplanche, dans leurs excellentes thèses.

Mon chef de clinique, le Dr X. Delore, s'est occupé de la *Périnéostomie*, avec autant de zèle et de savoir que de la *Cystostomie sus-pubienne*. Il a suivi mes opérés, il a contrôlé les résultats définitifs, etc., et c'est ainsi que son nom se trouve en tête de cet ouvrage.

Homme d'action avant tout, le chirurgien n'a pas toujours le temps voulu pour donner à ses travaux la cohésion nécessaire à leur vulgarisation. La collaboration d'élèves dévoués lui est alors des plus utiles. Elle lui permet de faire plus et mieux.

Lyon, 9 Mars 1900.

Antonin PONCET.

TRAITÉ

DE

L'URÉTHROSTOMIE PÉRINÉALE

DANS LES

RÉTRÉCISSEMENTS INCURABLES DE L'URÈTHRE

CHAPITRE PREMIER

DÉFINITION

Sous le nom d'*uréthrostomie périnéale*, de *périnéostomie*, j'ai désigné, en 1891, une opération qui a pour but, dans certains rétrécissements uréthraux, d'établir un méat artificiel au périnée, en arrière des bourses. (A. Poncet.)

Cette expression d'uréthrostomie périnéale (οὐρήθρα, urèthre, στόμα, bouche : bouche uréthrale dans le périnée) se comprend d'elle-même.

Le méat périnéal est constitué essentiellement par la continuité de la muqueuse uréthrale avec la peau de la région.

Cette nouvelle méthode thérapeutique fut appliquée, dès le début, aux sténoses compliquées de l'urèthre qui, soit en raison des désordres locaux qu'elles avaient engendrés, soit en raison de l'état précaire des organes

urinaires, restaient incurables, malgré les autres interventions classiques.

Les indications découlent donc des contre-indications des méthodes de choix : dilatation, uréthrotomie
interne, externe, uréthrectomie, etc.

Nous ne voulons pas, sans des indications pressantes
et formelles, substituer l'uréthrostomie aux interventions précédentes. A différentes reprises, dans le cours
de cet ouvrage, nous nous expliquons nettement sur
ce sujet.

L'uréthrostomie est une opération de nécessité.

Elle ne saurait être mise en parallèle avec les autres
modes de traitement des sténoses uréthrales. Elle
trouve précisément son emploi, là seulement, où ces
méthodes thérapeutiques sont insuffisantes, inefficaces,
dangereuses.

Le méat périnéal est, en principe, définitif (*méat
permanent*), c'est-à-dire destiné, pour toujours, à livrer
passage à l'urine (fig. 8).

Dans quelques cas exceptionnels, l'uréthrostomie
sera, seulement, temporaire (*méat temporaire*) (fig. 9).

Ce néo-méat transitoire est réalisé, comme nous le
verrons, par une simple uréthrotomie externe, mais
*avec suture, sur une certaine étendue, des bords de la
paroi inférieure de l'urèthre, sectionnée, avec les bords de
la peau.*

La continuité du canal n'est pas, dès lors, complètement interrompue, et dans le cas d'évolution régres-
sive ultérieure de la sténose, la fonction normale peut
se rétablir, partiellement, tout au moins.

HISTORIQUE

L'histoire de celte opération date de 1891.

Nous avons pratiqué notre première uréthrostomie, le 12 mai 1891, chez un homme de soixante-cinq ans, atteint de rétrécissements infranchissables de l'urèthre, compliqués d'abcès urineux. L'uréthrotomie externe sans conducteur avait révélé, entre autres particularités, un rétrécissement de 14 à 16 millimètres, siégeant dans la région bulbaire. La muqueuse uréthrale épaissie présentait, sur toute celte étendue, de véritables bourgeons, qui diminuaient encore le calibre du canal.

En raison des lésions locales diffuses, des troubles urinaires anciens, laissant redouter des altérations rénales, en tenant compte aussi de l'âge du malade, de son hypertrophie prostatique, nous transformâmes l'uréthrotomie externe en uréthrostomie.

Cette première application de la méthode était le résultat de nos réflexions antérieures. Depuis longtemps, nous songions à établir un méat périnéal dans certains rétrécissements, rebelles, incurables.

Notre but n'était pas seulement de remplir une indication urgente : faire uriner le malade et le mettre à l'abri des phénomènes graves de la rétention complète. Dans celle éventualité, l'uréthrotomie externe eût été largement suffisante. Nous voulions surtout, constituer un méat, artificiel, définitif, puisqu'il était à présumer que l'urèthre pénien, rétréci dans une grande partie de son calibre par le processus scléreux, obstrué par des végétations, ne reprendrait pas, ou du moins, ne reprendrait que très imparfaitement, sa fonction de canal vecteur des urines.

La suture de l'urèthre à la peau mettait le malade à l'abri des complications trop fréquentes des rétrécissements : récidives, infiltration urineuse, rétention et infection urinaires, etc., non seulement pour le présent, mais encore, pour l'avenir.

Première publication (*Congrès de chirurgie*, 1892). — Dans notre premier mémoire, lu devant le Congrès de chirurgie de 1892, nous appelions l'attention sur cette nouvelle opération, que nous avions pratiquée cinq fois, chez d'anciens urinaires dont l'état pathologique de l'urèthre ne semblait plus justiciable, soit de l'uréthrotomie interne, soit de l'uréthrotomie externe, soit des diverses uréthrectomies et uréthroplasties.

L'uréthrostomie périnéale convenait principalement, disions-nous, aux vieillards affectés d'anciens rétrécissements, atteints de lésions ascendantes plus ou moins graves, aux rétrécis déjà uréthrotomisés une ou plusieurs fois, présentant des fistules rebelles, alors que la reconstitution du canal *ad integrum* était, non seulement difficile, mais surtout dangereuse. Les résultats obtenus étaient récents, mais si appréciables, qu'ils nous engagèrent à poursuivre dans cette voie.

L'année suivante, devant la même assemblée, nous apportions une nouvelle étude, basée sur douze observations. Après avoir rappelé le manuel opératoire de cette intervention, nous décrivions ses indications, ses résultats éloignés, dont quelques-uns dataient de plus de deux ans. (A. Poncet, « *Indications et résultats éloignés de l'uréthrostomie périnéale* », *Congrès de chirurgie*, 1893).

Parmi les douzes opérés, dix étaient d'anciens rétrécis.

Les indications de la périnéostomie relevaient chez eux, de l'incurabilité des sténoses, qui avaient résisté à une ou plusieurs tentatives chirurgicales, et aussi, du mauvais état des voies urinaires supérieures. La plupart des opérés avaient dépassé cinquante ans. Il s'en trouvait quatre âgés de soixante-cinq à soixante-quinze ans. Le plus grand nombre des opérations avait été pratiqué dans les hôpitaux, c'est-à-dire, dans un milieu, où les indications se rencontrent plus volontiers, en raison des difficultés d'un traitement consécutif, qui reste inefficace, s'il n'est pas suffisamment prolongé.

Deux sujets avaient subi l'uréthrostomie, pour parer à des accidents graves de tuberculose uréthrale. Tous deux étaient guéris de leur tuberculose locale, et des troubles urinaires consécutifs. C'était là une nouvelle indication de ce mode de traitement qui, pour être rare, n'en restait pas moins fort nette, puisque la guérison définitive avait suivi son application.

Les résultats immédiats étaient excellents. Aucun opéré n'avait succombé.

Au point de vue du résultat définitif, nous divisions les uréthrostomisés en deux catégories :

1° *Les uréthrostomisés chez lesquels le rétrécissement nécessitant l'opération existait seul, avec des lésions, plus ou moins avancées, de l'appareil urinaire.*

2° *Les uréthrostomisés chez lesquels il existait, en même temps, une hypertrophie prostatique, entraînant, de son côté, des troubles de la miction.*

Chez les opérés atteints seulement de rétrécissements, la miction, devenue facile, s'exécutait dans les meilleures conditions.

Chez ceux qui étaient également affectés d'une hypertrophie prostatique, le cathétérisme régulier et fort simple de l'urèthre postérieur les avait mis complètement à l'abri de la rétention vésicale et de ses dangers multiples. Aucun de ces sujets ne regrettait la miction par la verge. Ils savaient, par expérience, à quels accidents douloureux ou septiques ils seraient exposés de nouveau, si on tentait de la rétablir.

Du reste, à ce point de vue, la discussion qui suivit notre communication fut particulièrement instructive. MM. Verneuil, Kœberlé, Sévereanu rapportèrent chacun, une observation de méat périnéal spontané, consécutif à des abcès urineux. Les trois malades auxquels ces chirurgiens proposèrent d'oblitérer cet hypospadias artificiel, en étaient si satisfaits, qu'ils préférèrent le conserver.

La même année (1893) paraissait un travail important, la thèse de notre élève Coignet (*De l'uréthrostomie périnéale dans les rétrécissements incurables. Création méthodique, au périnée, d'un méat contre nature. Opération de Poncet*).

Partant de cet aphorisme qu' « en chirurgie, le mieux est souvent l'ennemi du bien », l'auteur démontrait la valeur de cette opération.

Elle ne devait pas être mise en parallèle avec les autres interventions, mais elle trouvait précisément ses indications, ainsi que nous l'avons déjà dit, dans les contre-indications des méthodes jusqu'alors employées.

En dehors des indications, auparavant mises en relief par nos publications, Coignet faisait observer, avec juste raison, que toute perte étendue du canal de l'urèthre : rupture traumatique grave, arrachement de la muqueuse, etc., qui entraîne dans l'avenir, un rétrécissement incurable, peut exiger l'uréthrostomie. Les résultats définitifs de l'opération, chez quatorze malades, continuaient d'être des plus satisfaisants.

Les sujets, transformés en hypospades périnéaux, dans la nécessité par conséquent, d'uriner à la manière d'une femme, ne considéraient pas leur nouvelle situation comme une infirmité. La plupart, au contraire, refusaient définitivement, une intervention, qui leur permettrait de recouvrer la miction normale.

Ces résultats nous ont été confirmés depuis, soit par les mêmes malades, soit par de nouveaux opérés.

Divers travaux publiés, dans les *Archives provinciales de chirurgie* (Février 1895) : A. Poncet, « *De l'uréthrostomie périnéale ou création méthodique au périnée, d'un méat contre nature, dans les rétrécissements incurables de l'urèthre* » ; dans la *Semaine médicale*, 9 octobre 1895 : A. Poncet, « *Méat hypogastrique et méat périnéal* » ; récemment, dans la *Gazette hebdomadaire*, 4 mai 1899 : X. Delore, « *Uréthrostomie périnéale, pour rétrécissements avec fistules incurables de l'urèthre* » ; dernièrement enfin, la thèse de notre élève Laplanche, thèse de Lyon, 1899 : « *Les résultats éloignés de l'uréthrostomie périnéale. Opération de Poncet. Étude clinique basée sur vingt-trois opérations,* » le démontrent nettement.

Ce sont ces conclusions que nous avons également développées dans une communication récente à l'Académie de médecine : « *Résultats éloignés de l'uréthrostomie périnéale. Etude clinique basée sur vingt-trois observations* », *Bulletin de l'Académie de médecine,* n° 45. Séance du 26 décembre 1899.

L'uréthrostomie est, depuis quelques années, décrite dans divers Traités classiques : Chalot, *Traité*

élémentaire de chirurgie et de médecine opératoires,
Paris, 1898; Forgue et Reclus, *Traité de thérapeutique
chirurgicale*, 2ᵉ édition, t. II, Paris, 1897; Duplay et
Reclus, *Traité de chirurgie*, 2ᵉ édition, t. VII, Art. :
« Rétrécissements de l'urèthre », par Forgue, Paris,
1899, etc.

Elle ne nous semble pas, cependant, avoir pris
dans la pratique courante, la place qu'elle mérite. Le
fait s'explique assez aisément, si l'on tient compte de
sa nature même, du sacrifice fonctionnel qu'elle
accomplit, et alors que la chirurgie a d'autant plus
de raison de vouloir être intégralement conservatrice,
qu'elle est devenue plus puissante. Mais les résultats
opératoires, d'ordre idéal, ne sauraient être cherchés,
malgré tout, et les nombreuses observations cliniques
que nous publions, avec leurs suites éloignées, éta-
bliront, nous l'espérons, le bien fondé, et la valeur du
méat périnéal.

CHAPITRE II

CONSIDÉRATIONS ANATOMO-PATHOLOGIQUES

Il nous paraît inutile de rappeler les rapports
anatomiques normaux de l'urèthre. On les trouvera
décrits dans les traités classiques d'anatomie. Ils
n'offrent aucune particularité, qui mérite d'être mise
en relief, à propos de la périnéostomie.

L'anatomie pathologique est, au contraire, particulièrement intéressante, au double point de vue du
manuel opératoire et des indications.

Nous jetterons un coup d'œil rapide sur la grande
classe des rétrécissements uréthraux, dont les lésions
sont indispensables à connaître, dans leur pathogénie,
leur évolution, afin d'aborder, avec fruit, le chapitre
des indications.

Deux grandes causes se rencontrent à l'origine d'un
rétrécissement uréthral. D'une part, un traumatisme
initial, qui interrompt, plus ou moins complètement, la
continuité de l'urèthre; la réparation de cette perte de
substance aboutissant à une cicatrice. D'autre part,
l'inflammation blennorrhagique chronique, qui donne

lieu à la transformation scléreuse du canal, par propagation, de proche en propre, à toutes ses enveloppes.

Le rétrécissement, qui succède au traumatisme, est appelé *cicatriciel* ou *traumatique*. Le rétrécissement d'origine blennhorragique est dénommé, à juste raison, *rétrécissement inflammatoire*. Telles sont les deux grandes classes de sténose uréthrale.

Sur le penchant de l'une ou l'autre catégorie, il existe certains rétrécissements mixtes, qui ont reçu le nom de : *scléro-cicatriciels*, en raison de leur origine, à la fois inflammatoire et traumatique.

Une sténose traumatique subit-elle une poussée inflammatoire, sur ce terrain qui s'infecte si facilement, les lésions, primitivement cicatricielles, s'accompagneront d'un processus scléreux surajouté, pouvant, parfois, devenir prépondérant. Plus souvent, on voit une uréthrite chronique, compliquée d'ulcérations, consécutives à une inflammation, ou à de menus traumatismes, tels les faux pas du coït. Le rétrécissement scléreux devient, en même temps, cicatriciel, par suite de la présence des ulcérations, qui guérissent par cicatrisation.

Ces rétrécissements scléro-cicatriciels forment donc une catégorie de cas mixtes, qu'il est indispensable de signaler. En clinique, cependant, les distinctions sont relativement aisées.

Le phénomène dominant qui constitue la caractéristique de chaque rétrécissement, considéré en particulier, doit être cherché dans l'étiologie.

Il nous suffira d'entrer dans quelques détails sur ces deux grandes classes de rétrécissements : *inflammatoires* et *traumatiques*.

Les sténoses mixtes participent des lésions de l'une

et de l'autre, et leur description ferait, pour ainsi dire, double emploi.

I. — RÉTRÉCISSEMENTS CICATRICIELS, TRAUMATIQUES

Leur étiologie, variable avec leur siège, est bien connue.

Ils occupent la région membraneuse, lorsqu'ils sont consécutifs à des fractures du bassin, à des chutes ou à des coups, portés sur la région périnéale, d'avant en arrière, ou d'arrière en avant. Nous ne reviendrons pas sur les discussions soulevées au sujet du mécanisme et du siège de la rupture, bien étudiés par Cras, Terrillon, etc. [1].

Il est admis aujourd'hui que, la plupart du temps, les chutes et les coups sur le périnée atteignent surtout la région bulbaire, et la paroi inférieure du canal. Cette localisation a une certaine importance dans le traitement immédiat.

La portion pénienne de l'urèthre, quelquefois coincée et serrée entre les dents d'un animal ou deux corps rapprochés, comme dans la fermeture d'un tiroir, est rarement rompue par un choc ou un coup.

A l'inverse des sténoses d'origine inflammatoire, le rétrécissement traumatique occupe donc, d'ordinaire, la région bulbo-membraneuse, et la portion pénienne reste intacte.

Quel que soit le siège du trauma, les désordres consécutifs sont fonction de plusieurs facteurs.

Une rupture légère, limitée à l'écrasement du tissu

1. A. Poncet. Note sur le siège précis des ruptures de l'urèthre, et sur leur mécanisme, *Lyon Médical*, 1871.

spongieux, déformera momentanément le calibre de l'urèthre. L'hématome circonscrit se résorbera, sans laisser de traces, si la miction est assurée, et si ce foyer sanguin, ne communiquant pas avec l'urèthre, n'est pas infecté, ce qui est la règle.

Voici, au contraire, une large déchirure du canal et du tissu spongieux. Le foyer contus, baigné par l'urine, va s'enflammer. Il constitue un milieu propice pour une évolution, compliquée de fusées inflammatoires, puisque la muqueuse uréthrale normale est souvent le réceptacle de germes, embusqués dans ses replis. Une cicatrice uréthrale, bridée par la cicatrice périphérique du corps spongieux, et abandonnée à elle-même, constitue bientôt, une sténose d'origine uréthrale et péri-uréthrale. Les désordres sont encore plus rapides et plus rebelles, lorsque l'albuginée est rompue.

Au sommet de l'échelle de gravité pour l'avenir du canal, nous trouvons, enfin, les ruptures totales, accompagnées d'un large écartement des deux bouts, et qui sont, fréquemment, le point de départ de phénomènes infectieux graves, et d'infiltration urineuse.

Un traitement judicieux prévient, dans une large mesure, les dangers ultérieurs de ces diverses variétés de rupture. Une sonde à demeure, une uréthrotomie externe, en assurant le libre cours de l'urine, parent aux accidents de l'infection et limitent le processus de rétraction inodulaire. Mais ils ne détruisent pas ce tissu, dont il faudra longtemps combattre les propriétés sténosantes. La suture uréthrale rendrait des services plus constants, au dire d'Hägler et de Noguès. L'épreuve du temps et du nombre des faits manque encore à ces intéressantes recherches.

La perte de substance marche progressivement vers une cicatrisation naturelle. Les éléments embryonnaires ne tardent pas, ordinairement, à édifier un noyau, une bande, un véritable cercle de tissu fibreux, suivant l'étendue de la paroi uréthrale, qui a été sectionnée, suivant l'intensité, la durée et l'étendue, des accidents infectieux surajoutés. La lumière du canal est rapidement rétrécie par une virole ou une bride de nouvelle formation.

La sténose est rapide. Elle a des propriétés rétractiles remarquables, comme tous les tissus de cicatrice. Elle est limitée enfin, la plupart du temps, puisque la rupture était elle-même, linéaire ou, d'une façon générale, peu étendue. Tels sont les caractères de ce rétrécissement traumatique, bien différent du rétrécissement inflammatoire. En clinique, toutefois, cette règle générale souffre des exceptions.

Parfois, la sténose marche avecune extrême lenteur, si bien qu'elle ne détermine des complications que longtemps après son début.

De tels rétrécissements traumatiques tardifs ont été signalés, en particulier, par Bazy et par Routier, dix et vingt-cinq ans après l'accident, qui consistait en une fracture du bassin, avec déchirure légère de l'urèthre (Société de chirurgie, 1899). La bande sténosante est peu accentuée. Elle ne donne des symptômes, qu'à la faveur d'un trouble urinaire, dû à l'hypertrophie prostatique au début, ou à une inflammation surajoutée.

Plus rarement, la cicatrice n'est pas limitée, mais s'étend, au contraire, sur une vaste surface, lorsque la perte de substance uréthrale se prolonge au loin. De telles observations sont certainement exceptionnelles.

Nous donnons, quelques lignes plus bas, l'histoire singulière, d'un déséquilibré génital, qui se présenta à nous, dans de telles conditions. Il avait abandonné, pendant six semaines, dans sa vessie et dans son canal, une corde qu'il y avait introduite. Des phénomènes infectieux graves avaient entraîné le sphacèle de la muqueuse uréthrale, qui, labourée, en outre, arrachée, par des manœuvres destinées à l'extraction de la corde, avait complètement disparu. La perméabilité de l'urèthre étant définitivement compromise, nous avons pratiqué l'uréthrostomie périnéale.

Cette considération tirée de l'étendue, de la profondeur des désordres traumatiques, justifie, parfois, la création d'un méat contre nature.

Dans le cas particulier que nous signalons, la déchirure uréthrale était d'autant plus grave, qu'elle se compliquait encore de lésions suppuratives, menaçant l'avenir du canal, et la vie du malade. L'état local et l'état général étaient profondément atteints. Cette association pathologique ne constitue pas, du reste, une exception, mais bien une règle clinique.

OBSERVATION I

(*Gazette hebdomadaire*, 27 mai 1893, p. 247, A. PONCET.)

Nouvelle indication de l'uréthrostomie périnéale, pour perte de substance étendue de la muqueuse uréthrale. Arrachement de la muqueuse par une corde nouée, restée pendant six semaines dans la vessie et dans l'urèthre. Guérison remontant à sept ans.

Il s'agit d'un homme de trente-neuf ans, J. A., célibataire, exerçant la profession de cultivateur, dans un village de la Loire.

Cet homme entrait à l'Hôtel-Dieu pour des troubles de la miction survenus dans les circonstances particulières que voici : six semaines auparavant, dans un accès de délire génital, dont il était peut-être coutumier, il avait essayé d'introduire dans son méat, puis, de faire cheminer dans son canal, une corde proportionnellement trop volumineuse.

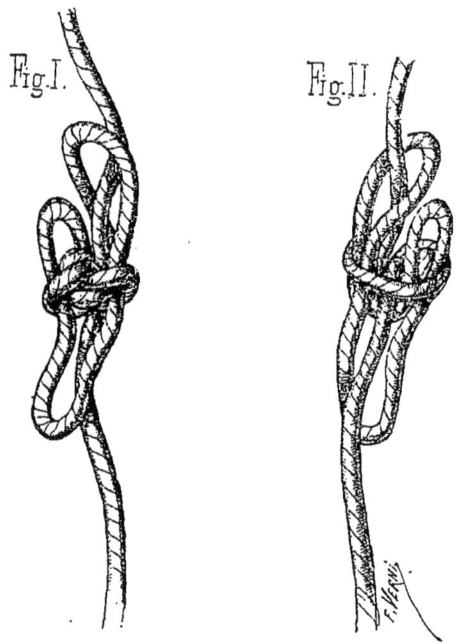

Fig. 1 et 2. — Nœud formé dans la vessie, et vu suivant ses deux faces.

Le nœud est représenté grandeur naturelle. Sa largeur est de 12 millimètres, sa longueur, boucles comprises, de 43 millimètres.

Le volume de la corde (desséchée, elle répond comme calibre au numéro 11 de la filière Charrière; lors de son extraction, gonflée par les liquides : urine, sang, qui l'imprégnaient, elle était notablement plus grosse), sa surface, plus ou moins filamenteuse, rendaient son introduction laborieuse, aussi J. A. dut-il mettre une certaine patience dans les manœuvres qui aboutirent, en fin de compte, à la pénétration d'une des extrémités de ce corps étranger dans la vessie, ou peut-être seulement, dans l'urèthre postérieur. Il semble, cependant, en tenant compte des dimensions de ce corps étranger, qu'il devait être intra-vésical, sur une partie de sa longueur.

La corde mesure, en effet, trente-trois centimètres. Le nœud est situé à vingt centimètres de l'extrémité du bout antérieur, et à treize centimètres, de l'extrémité du bout postérieur.

Si l'on tient compte, en outre, de ce fait, qu'il a fallu, avec des pinces à longs mors, pénétrer dans le canal par le méat, à une profondeur de trois à quatre centimètres, pour saisir le bout de la corde, qui n'était pas repliée sur elle-même, on admettra que le nœud siégeait dans la vessie, et que le premier obstacle à son extraction, était le col vésical.

Quoi qu'il en soit de cette migration plus ou moins lointaine, lorsque le malade essaya ensuite, après une séance plus ou moins prolongée de masturbation uré-thrale, de retirer le corps du délit, il ne put y parvenir.

Les tentatives, auxquelles il se livra plus tard, furent tout aussi infructueuses. Sur ces entrefaites, il demanda conseil à un médecin qui nous l'envoya; mais, par suite de circonstances indépendantes de sa volonté, il ne put entrer à l'hôpital et retourna chez lui. Les accidents provoqués par la corde étaient bénins; J. A. souffrait peu, et vidait assez bien sa vessie.

Peu de jours après ce cathétérisme d'un nouveau genre, il eut encore la malencontreuse idée, après avoir tiré sur l'extrémité de la corde, qui faisait saillie de plusieurs centimètres au dehors du méat, de la couper au niveau de cet orifice. Plus tard, l'extrémité sectionnée disparut complètement, soit par suite du retrait de la corde, soit par le fait d'une migration progressive, elle s'enfonça à trois ou quatre centimètres, au moins, dans le canal.

Lorsque le malade sollicita son entrée à l'Hôtel-Dieu, le corps étranger était en place depuis six semaines. Dans ces derniers temps, la tolérance n'avait pas été aussi par-faite que dans les premiers jours. On constatait, en effet, une tuméfaction énorme du pénis, s'étendant jusqu'à la racine de la verge, et tous les signes d'une pénitis phlegmoneuse, avec menace de sphacèle au niveau de la racine du gland, étranglé par un paraphimosis très serré. Par le méat tuméfié, enflammé, s'écoulait un liquide séreux, fétide, brunâtre, mélangé de sang et de pus. L'état général témoignait d'une infection grave. La peau était chaude, la température rectale dépassait 39 degrés. Langue sèche, collante au doigt.

A la contre-visite du soir, mon aide de clinique, M. le Dr Chantre, examina le malade, et fut mis au courant de la nature de ces accidents. Il introduisit alors entre les lèvres du méat, une pince longuette, et put saisir, à trois ou quatre centimètres de cette ouverture, l'extrémité du corps étranger. Il dut exercer de violentes tractions pour l'amener au dehors. Il plaça ensuite à demeure une sonde molle.

Lorsque je vis l'opéré le lendemain matin, son état général et local étaient tels que je l'ai indiqué plus haut. On me présenta, en même temps, la corde qui portait, à quelques centimètres de son extrémité profonde, un gros nœud d'aspect bizarre, ayant, à première vue, la forme d'une double boucle. Cette corde, gonflée par les liquides, au milieu desquels elle avait séjourné pendant six semaines, était teinte de sang et de pus, dans toute sa longueur. Le nœud était fortement serré (fig. I et II), d'autant plus que, pour l'extraire, on avait dû exercer de vigoureuses tractions.

A en juger par son volume et par les accidents d'uréthrite infectieuse qu'avait certainement provoqués ce corps étranger, resté pendant plusieurs semaines dans le canal, on devait supposer une altération grave, étendue, de la muqueuse, et, du côté de la vessie, des accidents inflammatoires, également de même nature. Le phlegmon de la verge, l'empâtement du périnée venaient encore confirmer ce diagnostic, et donner naissance à certaines indications chirurgicales, qu'il paraissait urgent de remplir.

Fallait-il, chez cet homme en pleine infection uréthro-vésicale, laisser une sonde à demeure, et s'efforcer, par des

lavages antiseptiques, plus ou moins fréquents, de désinfecter des organes profondément atteints? Ce traitement,
nous l'avons rejeté de parti pris. Il n'avait pour but, en
effet, que d'assurer momentanément la miction, d'une
manière plus ou moins satisfaisante. Non seulement, il ne
pouvait probablement pas enrayer les accidents infectieux
déjà existants, mais il devait les accroître. L'urine plus ou
moins pathogène pénétrerait entre la sonde et les tissus
cruentés qui représentaient l'urèthre, elle filtrerait dans
les mailles largement ouvertes du tissu spongieux péri-
uréthral; elle provoquerait des abcès, de l'infiltration urineuse, en un mot des accidents septiques, susceptibles
d'aggraver l'état général du malade, déjà profondément
atteint.

Il était permis, en outre, de supposer que la sonde à
demeure serait mal tolérée; que, plongée dans des tissus
enflammés et suppurés, où son infection rapide était fatale,
elle se comporterait à la manière du corps étranger enlevé,
et donnerait encore un coup de fouet aux accidents locaux
déjà existants. Chez ce malade, il fallait encore redouter
des complications urinaires plus graves; cystite infectieuse, pyélo-néphrite suppurée, etc., par le fait de la sonde
à demeure. Enfin, en supposant qu'il résistât aux accidents septicémiques, on devait prévoir, dans l'avenir,
par suite de la destruction complète de la muqueuse uréthrale, un rétrécissement dont la gravité serait en rapport
avec une telle perte de substance.

Je pensai, pour toutes ces raisons, qu'il fallait pratiquer une uréthrotomie externe. Cette opération
mettrait ainsi J. A. à l'abri des accidents que pouvait provoquer le passage de l'urine dans toute la longueur de l'urèthre; d'autre part, par l'incision du
canal, il serait possible d'apprécier, d'une façon exacte,
l'étendue de ses désordres. Mon assistant, le Dr Jaboulay,
incisa donc directement le périnée, immédiatement
en arrière des bourses. Une bougie en gomme élastique,
que l'on avait pu, du reste, conduire jusque dans la
vessie, servant de conducteur, il fut assez facile, au milieu

des caillots sanguins qui occupaient le tissu spongieux
péri-uréthral, de trouver l'urèthre ou plutôt ce qui restait
de ce canal.

En prolongeant l'incision, soit en haut, soit en bas,
on reconnut que la muqueuse avait été comme décor-
tiquée, arrachée en totalité. Elle n'était plus représen-
tée que par des débris filamenteux, et cela, dans toute
la longueur d'une incision, allant de la face postérieure du
scrotum au voisinage de l'anus.

Cette altération profonde de la muqueuse uréthrale
s'étendait, certainement encore, à toute la partie antérieure du canal, jusqu'au méat. Elle avait été provoquée,
d'une part, par la friabilité d'une muqueuse enflammée,
ramollie, ulcérée, sous l'action d'un corps étranger qui
réalisait les meilleures conditions d'une infection destruc-
tive; d'autre part, par le passage d'un nœud volumineux,
dont le calibre dépassait de beaucoup celui du canal, et
qui avait agi à la manière d'une véritable râpe.

En présence de ces désordres locaux, dont la gravité
immédiate et dont la gravité tardive, au point de vue fonctionnel, ne laissaient aucun doute, je conseillai l'*uréthrostomie périnéale*, c'est-à-dire une section transversale de
l'urèthre, un peu au-dessus du bulbe, et l'abouchement
méthodique du bout postérieur, mobilisé, dans l'angle
inférieur de la plaie.

L'urèthre postérieur était notablement dilaté. On put
aisément, avec l'extrémité du petit doigt, pénétrer dans
le col vésical entr'ouvert. Cette dilatation nous paraît
s'expliquer par l'obstacle, que créait à la miction, le
corps étranger, s'opposant à l'évacuation de la vessie,
par suite du nœud qui s'était formé sur la corde.

On eut soin de faire un grand lavage antiseptique de
l'urèthre antérieur. Le liquide poussé par le méat sortait
facilement par le méat périnéal.

On s'aperçut alors que le liquide s'échappait par deux
ou trois perforations spontanées, qui existaient un peu
au-dessous et en arrière du gland. Le paraphimosis fut
réduit non sans difficulté, et sans quelques déchirures

du prépuce enflammé. Le malade fut transporté à son lit, où des lavages de l'urèthre antérieur et de la plaie périnéale devaient être pratiqués plusieurs fois dans les vingt-quatre heures.

On avait compté sur la dilatation du col vésical et de l'urèthre postérieur pour un écoulement facile de l'urine, mais dès le lendemain matin, on constatait, par la souillure des draps, que le malade avait dû uriner seulement par regorgement, et que sa vessie remontait à une certaine hauteur au-dessus du pubis. Une sonde de Pezzer fut alors conduite par le méat périnéal dans la vessie. Trois à quatre cents grammes d'urine s'écoulèrent à ce moment, urine ammoniacale, renfermant une certaine quantité de pus et de sang.

Sous l'influence de lavages vésicaux et uréthraux, pratiqués trois fois par jour, l'état local se modifiait assez rapidement, en même temps que l'état général devenait meilleur. Dès le cinquième jour, la température ne dépassait guère 38 degrés, et on pouvait considérer l'opéré comme étant en voie de guérison. Il quitta l'Hôtel-Dieu, vingt jours après son entrée, le 14 Mai.

Cette destruction, à peu près complète, de toute la muqueuse uréthrale, constituait, au premier chef, une indication de l'uréthrostomie périnéale, que nous avions jusqu'à ce jour réservée à des malades porteurs de rétrécissements récidivants, à des ruptures traumatiques de l'urèthre, etc.

Les détails dans lesquels nous sommes entré justifient amplement, il nous semble, cette intervention.

Nous avons pu retrouver cet ancien opéré, et avoir à son sujet, tous les renseignements complémentaires que nous désirions. A la date du 16 janvier 1900, il nous écrivait : « Depuis 1893, époque à laquelle, vous m'avez opéré, je me porte très bien. Je n'ai pas eu depuis, de maladie, de quelque nature que ce soit, et je travaille, avec autant de facilité qu'avant 1893. Je n'ai jamais ressenti de souffrances aux organes génitaux. J'urine très facilement. Je n'ai jamais eu besoin de me sonder. »

Le rétrécissement traumatique est donc, toutes choses égales, d'ailleurs, un rétrécissement rapide, serré, peu étendu, sauf dans les conditions exceptionnelles, que nous avons signalées.

Au reste, cette question diffère également, suivant chaque sujet, dans de notables proportions.

Tel traumatisé offre une cicatrisation rebelle à la dilatation, cicatrisation rapidement établie et qui récidive, avec la plus grande facilité, malgré les interventions les mieux combinées. Le malade néglige-t-il son urèthre, malgré l'avis du chirurgien? Il redevient, après une ou plusieurs uréthrotomies, un véritable incurable, justiciable de la périnéostomie.

Tel autre traumatisé, aussi négligent dans le traitement ultérieur, conservera, au contraire, pendant longtemps, le résultat acquis par la dilatation, ou par l'uréthrotomie. Nous avons fait, bien souvent, cette remarque, mais il est difficile de prévoir à l'avance, chez un sujet déterminé, quelle sera la réaction des tissus, vis-à-vis de la perte de substance. Cette réaction de *plasticité* dépend, sans doute, de la constitution générale, de certaines conditions mal connues, du tissu conjonctif, etc. Les obèses possèdent, par exemple, une laxité spéciale de leur tissu celluleux. La sténose s'établirait alors plus lentement, elle serait moins dense, moins serrée?

Nous avons observé les mêmes particularités, chez la plupart des tuberculeux, dont le tissu cellulaire paraît aussi se cirrhoser plus difficilement.

Au niveau de leur urèthre, comme au niveau de leurs poumons, de leurs os, de leurs articulations, malades, enflammés, le processus de raréfaction l'emporte sur le processus néo-formatif.

Il ne s'ensuit pas, cependant, qu'ils ne puissent être atteints de rétrécissements, et des complications, qui les accompagnent. Parfois, cependant, le tissu fibreux acquiert, chez eux, des qualités prépondérantes, étouffant ainsi les germes microbiens; mais arrêtant l'issue de l'urine.

On connaît, par contre, l'exubérance des tissus cicatriciels, chez certains syphilitiques. Elle est telle qu'on a décrit, à tort ou à raison, des rétrécissements syphilitiques de l'urèthre, dans la période sécondo-tertiaire, analogues, comme pathogénie, aux rétrécissements syphilitiques du rectum.

Sans préjuger de la nature intime de ces sténoses, tous les cliniciens admettent que l'imprégnation de l'organisme par le virus syphilitique favorise, dans une large mesure, la production scléreuse. Qu'un traumatisme déchire l'urèthre, chez de tels sujets, la cicatrice n'en sera que plus exubérante, plus rebelle à nos moyens d'action, ainsi que nous l'avons constaté souvent. Chez les gens maigres, à chairs fermes, à tissu cellulaire dense, résistant, le rétrécissement évoluerait encore avec plus de rapidité?

Ces considérations générales ont leur importance clinique.

Nous les avons rappelées pour montrer que, si la plupart du temps, la thérapeutique classique parvient à maintenir le calibre uréthral, on rencontre, cependant, des sujets qui lui sont rebelles.

A ceux-ci convient, après échec des autres méthodes, l'uréthrostomie périnéale. Ils constituent, fort heureusement, l'exception.

En arrière du rétrécissement traumatique, s'installe, à une période plus ou moins rapprochée de la date de l'accident, l'uréthrite chronique postérieure, favorisée par la stagnation de l'urine.

La prostatite chronique, la péri-uréthrite, viennent compliquer les désordres, qui résultent de la difficulté de la miction. Comme dans le rétrécissement inflammatoire, des abcès, des fistules se montrent au périnée.

La coarctation uréthrale se prononce de plus en plus, lorsque l'urine abandonne le chemin normal, pour suivre la voie pathologique; et cela d'autant mieux, que le sujet renonce à la dilatation, dès que la miction paraît assurée, même au prix d'une voie accidentelle. Elle s'accentue également, puisqu'à la guérison de l'ulcération traumatique, s'ajoutent encore des callosités péri-uréthrales, d'origine inflammatoire.

Chez de tels malades, depuis longtemps insouciants de leur canal, les accidents fébriles d'origine urineuse sont fréquents. La vessie, plus ou moins forcée derrière l'obstacle, s'infecte facilement.

Au point de vue pratique, ces rétrécis doivent être considérés comme de vieux urinaires.

Sont-ils prostatiques, en même temps, une thérapeutique énergique pourra seule sauver une situation gravement compromise.

II. — RÉTRÉCISSEMENTS INFLAMMATOIRES

Deux études récentes ont fixé leur anatomie pathologique : celle de Finger, qui a trait à l'uréthrite chronique antérieure et postérieure; celle de Hallé et Wassermann, qui envisage surtout, les sténoses, anciennes, rebelles.

Dans l'uréthrite chronique, nous assistons à l'évolution de lésions encore au début. Le passage de l'inflammatien simple au rétrécissement est pris sur le fait, et intéresse certainement la pathogénie.

Nous étudierons spécialement les sténoses, anciennes, compliquées, de l'urèthre. A ce point de vue, les recherches de MM. Hallé et Wassermann doivent être rappelées; car ce sont les cas graves, mortels, puisqu'il s'agit d'autopsies, que ces auteurs ont étudiés, et c'est à de tels rétrécis, que convient l'uréthrostomie.

Cliniquement, ces rétrécissements sont très distincts des rétrécissements traumatiques. Dans ces derniers, la lésion est limitée, comme la cause. Dans les premiers, au contraire, l'uréthrite a envahi toute l'étendue du canal, la diffusion des désordres est donc un caractère important. Cette diffusion, du reste, ne doit pas être appréciée seulement le long de la lumière de l'urèthre, mais encore suivant sa circonférence. Au niveau du point enflammé, en d'autres termes, les lésions sont maxima; mais, on rencontre aussi des altérations décroissantes, sur la lumière uréthrale, en amont et en aval, ainsi que dans les tissus péri-uréthraux.

Du côté de la muqueuse, nous constatons les modifications, du calibre, de la forme du canal.

Le calibre est rétréci sur une longue étendue, mais d'une façon très irrégulière. Ordinairement, les sténoses sont plus serrées vers la région bulbaire, et tandis que l'urèthre conserve ses dimensions normales, du côté de la région prostatique et membraneuse, on voit, par contre, la coarctation se prolonger sur une grande partie de la région pénienne. A considérer, du reste, chaque portion rétrécie, on constate bientôt qu'il n'y a pas de limites tranchées entre l'une et l'autre. Toutes sont réunies entre elles par des portions intermédiaires, également diminuées de calibre.

Une sténose blennorrhagique n'est pas limitée par des bords nets, comme le rétrécissement traumatique. Sa forme est plutôt celle d'un dos d'âne, à bords progressivement descendants. Il en résulte que les portions pénienne et bulbaire sont véritablement rétrécies en totatité. La lumière uréthrale est parsemée de vallons et de collines qui tendent, toutes, à des degrés divers, à l'oblitérer plus ou moins complètement, en s'ajoutant, et en s'adossant les unes aux autres.

A ces reliquats inflammatoires s'ajoutent, en certains points, de véritables brides, analogues aux cicatrices des ruptures uréthrales, et qui sont, du reste, le résultat d'une perte de substance, d'une ulcération traumatique ou inflammatoire. Une uréthrotomie interne ou externe, par exemple, modifient cet aspect, lorsqu'elles n'ont pas été suivies d'une dilatation suffisante, ou, lorsqu'elles ont été accompagnées de désordres inflammatoires.

Outre la diminution de calibre, l'urèthre a perdu son élasticité. Les tissus péri-uréthraux, épaissis et indurés, l'ont fixé dans une forme invariable. Il devient un canal béant, dont la lumière a des dimensions déterminées, dont la forme varie suivant la disposition des lésions de voisinage.

Sur une coupe transversale, le canal rétréci affecte la forme d'un trou, ou d'une fente béante, de forme irrégulière, à parois inextensibles. Jamais on ne retrouve le plissement et l'adossement normaux des parois.

Est-il besoin de rappeler que, chez nos uréthrostomisés, les lésions étaient graves, compliquées de lésions secondaires ; que les rétrécissements étaient souvent, multiples, très étendus, infranchissables, etc., qu'ils avaient résisté aux méthodes usuelles de traitement. Dans ces conditions, la rigidité, due aux lésions périphériques, atteint son maximum.

Ces désordres sont encore plus évidents, lorsqu'on les étudie histologiquement.

Du côté de l'épithélium, on constate des lésions très diverses. La tendance générale consiste, pour ces formes invétérées, dans la transformation de l'épithélium cylindrique normal, en épithélium pavimenteux, stratifié : couche basale cubique ou cylindrique haute, couche moyenne de cellules polygonales, couche superficielle, formée de plusieurs assises de cellules plates, d'autant plus minces, qu'elles sont plus superficielles. C'est là le type ordinaire, variable dans chaque cas particulier.

Pratiquement, il suffit de retenir qu'au sujet de l'épaisseur, on trouve tous les intermédiaires entre l'épithélium atrophié, constitué seulement par quelques assises de cellules cornées, et l'épithélium proliférant, dont les végétations remplissent une partie du canal.

« Comme l'a bien indiqué Finger, des relations étroites existent entre le type de l'altération épithéliale et les lésions des tissus sous-jacents. L'épithélium franchement dermoïde et corné se rencontre, de préférence, dans les points où la sclérose péri-uréthrale est plus prononcée. Les lésions épithéliales de l'urèthre rétréci ne sont plus limitées aux points étroits. On les voit encore, en avant, dans l'urèthre atteint d'uréthrite chronique ; en arrière, dans l'urèthre dilaté, enflammé. Dans la portion prostatique même, on peut retrouver l'épithélium parvimenteux stratifié. Nous n'y avons jamais vu de couche cornée. Enfin, dans le même cas, dans le même segment uréthral, les diverses altérations épithéliales se combinent, et s'enchevètrent de la façon la plus capricieuse. Sur une même coupe, on peut voir sur la circonférence uréthrale deux ou trois aspects différents de l'épithélium. (Hallé et Wassermann, *loc. cit.*). »

Telles sont les altérations épithéliales. Leur rôle, dans la production de la sténose, n'est, cependant, pas prépondérant. La lésion essentielle réside dans le corps spongieux. Il est atteint, dans les faits que nous avons en vue, d'une sclérose proliférative, qui encercle rapidement l'urèthre, sur toute sa circonférence. Par sa rigidité, son inextensibilité pathologiques, ce tissu fibreux transforme le canal en un conduit dépourvu de toute élasticité, de toute rétractilité.

Les aréoles veineuses, primitivement thrombosées, ont disparu, au niveau du point rétréci, là où les lésions péri-uréthrales sont le plus accusées. La moitié, les deux tiers de l'enveloppe veineuse sont oblitérés. Souvent même, on retrouve à peine, à la périphérie du corps spongieux, quelques aréoles perméables.

Ailleurs, le corps spongieux apparaît encore sur les coupes, mais ses trabécules sont épaissies, ses aréoles diminuées de volume, et parfois, remplies de thrombus. Cette altération se propage ainsi, sur une grande longueur de l'urèthre, bien au delà du ou des rétrécissements. Les faisceaux de fibres musculaires lisses du corps spongieux participent à cette évolution, ils sont hypertrophiés et dégénérés.

Les artères sont frappées d'endo-péri-artérite, pouvant entraîner l'oblitération totale du vaisseau.

A ces lésions scléreuses anciennes, représentant un tissu de guérison d'une inflammation chronique, s'adjoignent des ulcérations inflammatoires, toujours en activité.

Autour des anfractuosités du canal, des glandes enflammées, on constate, de nouveau, une infiltration embryonnaire, de la thrombose, et parfois même, du pus, emprisonné dans les mailles aréolaires. C'est là une complication à tendance suppurative, que nous avons observée, plusieurs fois, au cours des uréthrotomies externes et des uréthrostomies. Elle est plus fréquente en arrière du rétrécissement. Dans cette région, également, on voit fréquemment, des végétations très-vasculaires.

Le tissu scléreux péri-uréthral, dans le rétrécissement inflammatoire, n'est pas homogène, car on y retrouve les éléments du tissu spongieux normal. Cette sclérose résulte, en effet, d'un travail de transformation fibreuse interstitielle, qui modifie bien les propriétés du tissu érectile, mais qui ne le détruit pas complètement.

Il en est tout autrement du rétrécissement traumatique, dans lequel le corps spongieux est brusquement interrompu par la cicatrice fibreuse banale.

Ces quelques considérations démontrent la difficulté du traitement dans les sténoses graves.

Toute thérapeutique, pour être efficace, doit combattre le rétrécissement, constitué par un cercle fibreux très étendu. Elle doit guérir également cette inflammation, chronique en surface et en profondeur. Sinon, la même cause donnerait naissance aux mêmes effets. L'inflammation reproduirait le rétrécissement.

La lumière uréthrale ne se rétablira intégralement,
que si l'on agit sur la bande scléreuse qui l'étouffe.
Un traitement prolongé seul assouplira de telles
masses fibreuses, et préviendra le retour des premiers
accidents, ou l'apparition de complications urinaires,
sur lesquelles nous allons insister.

Si le sujet ne peut supporter un tel traitement,
en raison de son âge, de son état général, qui en
font une proie pour les accidents urineux ou pulmonaires, une solution définitive paraîtra, parfois, urgente.
L'uréthrostomie, par la simplicité de ses suites opératoires, par l'établissement définitif d'une miction
normale, devient alors une opération de nécessité.

Les diverses uréthrotomies peuvent être insuffisantes et dangereuses. Elles doivent, en effet, pour
être efficaces, triompher d'une récidive imminente,
s'accompagner d'une dilatation prolongée, dont
les effets sont trop souvent pleins de menaces et
de périls, chez quelques rétrécis, particulièrement
susceptibles.

Ces altérations péri-uréthrales sont provoquées,
fréquemment, par l'adénite chronique des glandes de
l'urèthre. Dans ces lacunes et ces cryptes, placées en
dehors du courant urinaire, non balayées, à chaque
miction, par le liquide, le pus stagne. Il détermine
une réaction inflammatoire de voisinage. Est-elle peu
intense? on constate, au pourtour de la glande, un
nodule fibreux, situé en plein corps spongieux, et qui,
de son côté, déforme l'urèthre, en même temps que
l'adénite, elle-même, devient un foyer d'inoculation, et
de réinfection uréthrales. Une sonde s'engage parfois

dans son ouverture, y déterminant, en plein foyer infectieux, une plaie de l'urèthre, avec toutes ses conséquences.

La réaction inflammatoire est-elle plus vive autour de cette lésion glandulaire? un abcès péri-uréthral se montre bientôt, origine de trajets fistuleux, dont la cure est souvent incertaine.

L'abcès péri-uréthral s'accompagne de néo-formations fibreuses. Les lésions glandulaires gouvernent ainsi, dans une certaine mesure, la production et la distribution des lésions péri-uréthrales, scléreuses ou suppuratives. La prostate peut aussi, en arrière d'un rétrécissement, être atteinte de prostatite chronique.

Toutes ces complications constituent, dans certaines conditions, une indication de mise au repos de l'urèthre enflammé. Une dilatation, une uréthrotomie interne deviennent le point de départ d'accidents graves. Il faut appliquer un drainage uréthral qui sera, suivant l'incurabilité, temporaire ou définitive, des lésions, une ouverture passagère (uréthrotomie externe), ou définitive (uréthrostomie).

Outre les fistules uréthrales symptomatiques d'un abcès glandulaire de la région pénienne, nous constatons, enfin, dans les rétrécissements anciens et mal traités, des fistules en arrière du rétrécissement.

Consécutives, la plupart du temps, à des infiltrations urineuses multiples et répétées, elles sont entourées d'un tissu fibreux, dur et lardacé, d'une épaisseur parfois remarquable. Ce tissu pathologique blinde le périnée, et gêne singulièrement l'opérateur, dans la recherche et la dissection du canal.

En dehors de cette inflammation de voisinage, la fistule, ou plutôt, le trajet fistuleux présente une constitution histologique fort intéressante, au point de vue de sa curabilité et de son évolution.

Dans tous les cas examinés par Hallé et Wassermann, les trajets étaient limités par une paroi épithéliale complète. Formé d'épithélium pavimenteux stratifié, ce revêtement, toujours continu en haut avec l'épithélium uréthral pathologique de même type, était parfois continu, en bas, avec l'épiderme cutané. « D'une épaisseur souvent considérable, il s'enfonce dans toutes les anfractuosités du trajet, il semble proliférer en certains points, et forme des bourgeons épithéliaux pleins, qui s'enfoncent profondément dans le tissu conjonctif jeune, qui limite ce trajet. »

De cette étude, il ressort, *a priori*, que ces trajets fistuleux représentent de véritables canaux définitifs.

La clinique avait, du reste, montré, avant toute démonstration histologique, que rebelles aux méthodes de traitement, ils devaient posséder une structure spéciale.

La guérison ne peut être obtenue que par l'ablation de tout le canal néo-formé, la moindre parcelle persistante constituant une amorce pour une nouvelle fistule.

L'existence de trajets périnéo-bulbaires entraîne des complications plus ou moins graves.

Dans quelques observations, la lumière uréthrale a complètement disparu en aval de la fistule. Le sphacèle de la muqueuse a produit l'oblitération et la fistule. Celle-ci engendre, dans une certaine mesure, cette oblitération définitive ; car l'urine ne suit plus le chemin normal. Cet urèthre, qui a perdu sa fonction, disparaît plus aisément.

En dehors de cette éventualité, la paroi interne de la fistule, sans cesse irritée par les débris purulents qui stagnent dans les conduits terminés en culs-de-sac, et branchés [sur le canal principal, subit parfois la dégénérescence cancroïdale.

Au Congrès d'Alger (1881), Congrès de l'Association Française pour [l'Avancement des Sciences (A. Poncet. *Du cancer profond de la verge. Epithéliome intra-périnéal*), nous avons, pour la première fois, signalé cette redoutable complication des vieilles fistules urinaires. Une telle menace, étant donnés, d'autre part, les inconvénients multiples de cette infirmité, devient une indication de leur ablation rapide.

De cet aperçu anatomo-pathologique découle cette notion, éminemment clinique, que les rétrécissements compliqués de l'urètre sont loin d'être rares.

L'étendue des lésions, leur diffusion sur une grande longueur du canal, et dans les tissus péri-uréthraux, l'existence de fistules urinaires rebelles, coïncidant, quelquefois, avec l'oblitération complète de la lumière uréthrale, en aval du trajet néo-formé, peuvent, dans certaines conditions que nous allons étudier, rester au-dessus des procédés de traitement habituellement employés : uréthrotomie externe, dilatation, uréthrectomie, uréthroplastie etc....

Si elles s'accompagnent de lésions vésicales, d'une hypertrophie prostatique, d'une pyélo-néphrite au début, chez un urinaire ancien, dont la résistance à l'infection est diminuée, une solution définitive s'impose.

Dans le chapitre suivant, nous basant sur des considérations tirées de l'état local et de l'état général des rétrécis, nous étudierons les indications de l'uréthrostomie dans les rétrécissements blennhorragiques.

Mais les rétrécissements, proprement dits, ne constituent pas les seules lésions susceptibles d'un mode de traitement.

Les rétrécissements inflammatoires ne sont pas tous blennorrhagiques. La difficulté mictionnelle peut encore résulter de certaines lésions exceptionnelles : suppurations uréthrales par corps étranger, uréthrites et péri-uréthrites tuberculeuses, etc.

Un objet quelconque est introduit dans le canal, dans un but inavouable ou par nécessité thérapeutique. S'agit-il de l'une ou l'autre catégorie, surtout de la première, on verra, parfois, des accidents phlegmoneux graves, s'installer à l'intérieur, et au pourtour de l'urèthre. Les éraillures de la muqueuse, au contact de ce corps infecté, présentant une forme offensive, deviennent le point de départ d'une suppuration plus ou moins étendue (obs. I).

Les fausses routes du cathétérisme, chez certains malades dont l'urèthre est depuis longtemps traumatisé et infecté par des sondages malpropres, par une sonde à demeure, sont également suivis d'un semblable résultat. Nous avons observé, dernièrement, une complication de ce genre, chez un prostatique miné par d'anciennes lésions urinaires. La mort par phlegmon péri-uréthral fut la conséquence d'une légère fausse route,

Ces désordres seront d'autant plus à redouter que le corps étranger, sonde brisée, par ex. : aura séjourné plus longtemps, dans le canal. Aux accidents passagers, qui suivent l'introduction brutale et les lésions de la muqueuse, s'ajoute encore, dans de telles conditions, l'irritation croissante qu'il provoque. Le pus n'a plus son libre écoulement. L'urine elle-même, retenue en amont, en plus ou moins grande quantité, bien loin de balayer les produits infectieux, augmente encore les lésions par sa décomposition et sa putréfaction.

Comme dans l'inflammation blennorrhagique, une uréthrite engendrée par des germes pathogènes non gonococciens, est caractérisée par des phénomènes aigus ou chroniques, qui se passent, non seulement, dans la muqueuse uréthrale elle-même, mais dans les tissus de voisinage.

Avec l'uréthrite aiguë, nous rencontrons l'adénite et la péri-adénite, les thrombroses du corps spongieux, et leur transformation purulente. Les cloisons conjonctives sont détruites par l'abcès de formation rapide. Le pus se collecte en un abcès péri-uréthral qui engaine le canal. Trop souvent frappée elle-même, par l'extension du processus infectieux, la muqueuse se sphacèle au centre de ce foyer, qui s'ouvre largement dans l'urèthre; parfois ce sphacèle n'est pas total. Mais cette muqueuse enflammée, trouée d'orifices multiples, par lesquels s'écoule le pus, laisse plus tard des brides cicatricielles multiples, et cela sur une grande étendue.

L'uréthrite phlegmoneuse aiguë est donc, pour l'avenir du canal, d'une gravité spéciale. La cicatrisation abandonne l'urèthre aux dangers de cette sclérose muqueuse et péri-uréthrale, que nous connaissons bien dans l'infection blennorrhagique, depuis les travaux de Hallé et de Wassermann. Ici seulement, les lésions ont une intensité, une rapidité telles que, d'emblée, on peut prévoir la nécessité d'une nouvelle voie uréthrale, de la périnéostomie.

Lorsque les accidents sont moins aigus, les lésions ressemblent à celles que provoque l'infection blennorrhagique. Entre une inflammation phlegmoneuse aiguë et une inflammation chronique immédiate, se placent de nombreux intermédiaires. La résistance de l'organisme et la qualité de l'agent pathogène sont, on le comprend, très variables dans la pratique.

Quant aux lésions tuberculeuses de l'urèthre pénien et membraneux, examinées macroscopiquement, leur étude est moins avancée en raison de leur rareté. Nous n'insistons pas sur les ulcérations cutanées, préputiales, sur celles du gland, bien étudiées par Barbet « *De la tuberculose de la verge* » (Thèse de Lyon, 1893). Au niveau du méat, cependant, la cicatrice de guérison pourrait entraîner une variété de sténose, dont une intervention simple triompherait aisément.

Sur l'urèthre lui-même, nous ne discuterons pas quel est le siège initial du tubercule primitif. Considérons seulement les désordres de la période ultime, qui peuvent imposer l'uréthrostomie.

D'une façon générale, le malade se présente avec des troubles de la miction, qui remontent à une époque relativement lointaine. Le périnée est couvert de fistules par lesquelles sourd l'urine. Leurs orifices, avec des granulations insérées sur des bourgeons peu colorés, sont souvent caractéristiques.

L'ouverture de ces trajets a été précédée d'un travail phlegmoneux subaigu, sans grande réaction fébrile, sans douleurs vives, parfois sans augmentation appréciable des troubles anciens de la miction. De la fistule partent, en tous sens, des canaux, sur lesquels se branchent des cavités plus vastes, tapissées de fongosités, remplies de pus granuleux. La région périnéale, les fosses ischio-rectales sont envahies, dans toute leur étendue.

Autour de l'urèthre, des traînées de fongosités dis-sèquent les espaces celluleux. Elles envahissent la muqueuse, le corps spongieux. Elles déterminent enfin, dans la région pénienne, des ouvertures intra-uréthrales et cutanées. Ajoutons que des ulcérations muqueuses, qu'une invasion du derme par les follicules, détruisent aussi la paroi uréthrale sur une longueur, quelquefois considérable.

Pour guérir de pareilles lésions, à tendance sans cesse progressive, il faudrait porter la curette sur ces tissus, les enlever et les cautériser largement. Que restera-t-il de la continuité du canal, avec ces délabre-ments uréthraux et péri-uréthraux? Un organe sclé-reux, sans muqueuse.

Dans quelques cas, graves par l'étendue de ces lésions locales, le méat périnéal devient donc nécessaire.

On peut espérer ainsi, avec une destruction métho-dique des manifestations bacillaires, limiter leur exten-sion aux voies urinaires supérieures, améliorer une prostatite tuberculeuse au début, etc.

CHAPITRE III

MANUEL OPÉRATOIRE

L'opération est, en général, fort simple.

Ses premiers temps sont, à quelques variantes près, les mêmes que ceux de l'uréthrotomie externe avec (Syme) ou sans conducteur (Sédillot).

La technique ne diffère vraiment de celle de l'uréthrotomie que par deux dernières manœuvres, fort importantes, il est vrai, qui sont : *la section du canal, perpendiculairement à sa direction* (fig. 4), *avec dissection du bout postérieur, sur une certaine hauteur, et la suture des lèvres de l'orifice uréthral postérieur, avec les bords de la plaie périnéale* (fig. 6).

La réunion cutanéo-muqueuse établit, ainsi, un *méat urinaire périnéal définitif.*

Parfois, le chirurgien, confiant jusqu'à un certain point, dans la régression du rétrécissement, pratique simplement la suture uréthro-cutanée, c'est-à-dire une uréthrotomie externe, avec suture des lèvres de la paroi inférieure de l'urèthre sectionné avec les bords de la peau. (*Méat temporaire.*) On conserve ainsi la continuité du canal, et le cas, échéant, la possibilité du retour de la fonction, dans son intégrité.

Dans cette étude, nous exposerons le procédé opératoire type, que nous avons employé dans la plupart de nos opérations, et que nous considérons comme le procédé de choix. Nous en décrirons avec soin les différents temps, le traitement consécutif.

Nous indiquerons ensuite, et nous apprécierons le procédé qui convient à l'établissement du méat temporaire.

L'uréthrostomie périnéale, comme l'uréthrotomie externe, bénéficie, naturellement, des perfectionnements qui ont été adoptés dans la chirurgie de l'urèthre, et qui sont devenus classiques. Pour citer un exemple, elle pourrait être accompagnée, s'il en était besoin, d'un cathétérisme rétrograde.

Certains soins préliminaires doivent être pris à l'avance, comme pour toute opération. Le périnée, les bourses, sont savonnés, rasés et lavés avec une solution chaude de sublimé à 1 pour 1000. Le périnée est ensuite complètement aseptisé, par une dernière toilette, avec un tampon de gaze stérilisée, imbibé d'alcool et d'éther.

L'urèthre, qui est souvent le siège de fausses routes avec uréthrorrhagie, de suppuration parfois abondante, sera l'objet d'une désinfection aussi parfaite que possible. Une sonde introduite au delà du rétrécissement, ou sinon, jusqu'au rétrécissement, permettra, dans le premier cas, des lavages vésicaux et uréthraux; dans le second cas, un lavage de l'urèthre au-dessous de la sténose. A défaut d'une sonde, une injection intra-uréthrale d'huile iodoformée, qu'on refoulera d'avant en arrière dans le canal, s'insinuerait dans tous les coins et sinuosités, et en assurerait l'asepsie relative.

Ces précautions sont réalisées les jours précédents lorsque l'opération peut être différée. Mais elle est, quelquefois, urgente. Cette désinfection uréthrale serait alors exécutée immédiatement.

Nous conseillons aussi un purgatif la veille de l'opération ; pendant vingt-quatre heures, la diète liquide, un grand lavement d'eau bouillie tiède pour évacuer le rectum, quelques heures avant la périnéostomie.

Il n'est pas indifférent, en effet, pour la bonne réussite opératoire, d'éviter, au moins, pendant les quatre ou cinq jours suivants, la souillure possible de la plaie, par les déjections fécales.

OPÉRATION

MATÉRIEL INSTRUMENTAL

L'uréthrostomie périnéale est une opération d'une exécution facile. Le matériel instrumental est le même, à peu de chose près, que pour une uréthrotomie externe.

Les instruments sont :

1° Bistouris ordinaires et boutonnés.

2° Ciseaux droits.

3° Pinces hémostatiques en nombre suffisant (10 à 12).

4° Pinces à griffes.

5° Écarteurs. Sondes cannelées. Stylets.

6° Aiguilles diverses à manche et aiguilles ordinaires. Fils métalliques. Fils de catgut.

7° Cathéters métalliques, variés, à grande courbure, cannelés sur leur convexité.

8° Sondes diverses en gomme élastique, en caoutchouc rouge. Sondes de Pezzer.

9° Seringue pour injection intra-vésicale.

10° Eau bouillie, chaude, boriquée à 40 pour 1000.

Dans l'opération typique, nous envisagerons la position : 1° du malade ; 2° du chirurgien et des aides.

1° Position du malade. — Nous plaçons le malade dans le décubitus dorsal, le siège légèrement élevé par un coussin. La région devient ainsi plus accessible, elle est mieux éclairée, lorsque les bourses ont été relevées en avant. Dans ces conditions, la table ordinaire d'opérations, table horizontale, est suffisante.

Il est préférable à l'hôpital d'employer un lit à plan incliné, le lit de Trendelenburg en particulier, dont on dispose généralement aujourd'hui, dans les grands services de chirurgie. On peut, en effet, le tourner en tous sens, l'élever ou l'abaisser, sans que le chirurgien, assis en face de la région opératoire, doive, à chaque instant, changer de position. Il permet encore, le malade étant solidement fixé, d'imprimer au périnée l'inclinaison nécessaire.

La figure 3 représente un malade couché sur le lit de Trendelenburg, dans la position de l'uréthrostomie, qui est aussi celle de la taille périnéale.

Le malade est couvert de jambières en flanelle, en caoutchouc. — Des toiles aseptiques et imperméables l'empêchent de se refroidir. Il est placé sur le bord du lit, de telle sorte qu'il ne soit pas souillé par les liquides employés, par l'urine qui s'écoule.

On l'anesthésiera, soit avec l'éther, soit avec le chloroforme. Mais, comme il s'agit, la plupart du temps, de sujets âgés, affaiblis, nous préférons l'éther, suivant la tradition lyonnaise (A. Poncet, *Bulletins de la Société de chirurgie de Paris*, 20 mai 1895. *Discussion sur l'anesthésie par l'éther*).

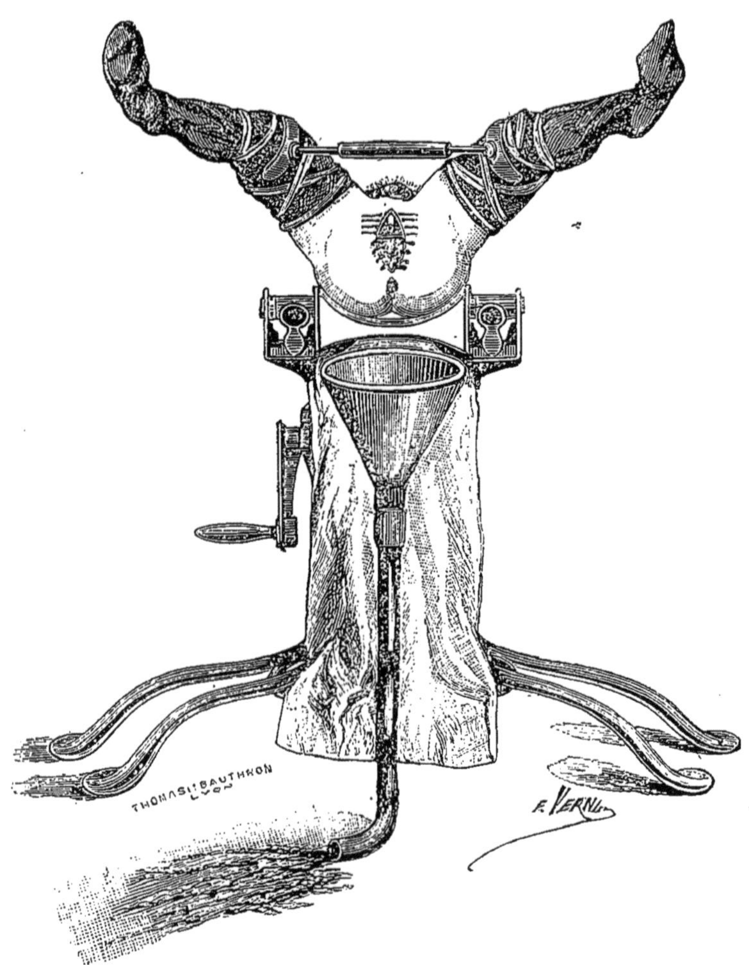

Fig. 3. — Position de l'uréthrostomisé sur le lit de Trendelenburg.

Le mélange de Billroth : alcool, 100 grammes ; éther, 200 grammes ; chloroforme, 600 grammes, permet, peut-être mieux, d'éviter les congestions pulmonaires post-anesthésiques, particulièrement à redouter chez les anciens urinaires. Nous l'avons utilisé dans nos dernières uréthrostomies.

Chez des vieillards cachectiques, dont le cœur et les reins sont profondément touchés, etc., les anesthésiques généraux seront, parfois, remplacés heureusement, par l'anesthésie locale à la cocaïne, pratiquée suivant les préceptes de P. Reclus. Dans tous les cas d'anesthésie générale, l'opération sera menée d'autant plus rapidement, que l'anesthésie prolongée est loin d'être sans danger, comme nous l'avons maintes fois constaté chez de vieux urinaires, à filtres rénaux, toujours douteux.

La température de la salle opératoire doit être de 20 à 22 degrés. On ne saurait prendre de trop grandes précautions pour empêcher le refroidissement de tels malades qui encourent, de ce fait, des complications graves. Les cuisses et le siège sont tapissés de serviettes stérilisées, qui assurent l'asepsie, au voisinage de la plaie, et empêchent la contamination des instruments et des doigts.

2° Position du chirurgien et des aides. — Le chirurgien, assis sur un siège de hauteur convenable, se place entre les cuisses du malade, le dos tourné au jour.

Deux infirmiers maintiennent, chacun d'un côté, les cuisses fléchies et dans une légère abduction. Leur attention sera soutenue afin que, de concert, ils maintiennent chaque cuisse à la même distance du chirurgien.

On a proposé, pour se passer d'un trop grand nombre d'aides, différents appareils fléchisseurs et abducteurs des cuisses à point d'appui cervical (fig. 3). Cette pratique, utile dans certaines circonstances, est inférieure à l'emploi de deux aides. A l'hôpital, en particulier, nous avons renoncé à l'usage de ces appareils, avec lesquels on agit moins vite et moins bien.

Un aide est chargé de relever les bourses du malade. Il tiendra fixe le cathéter, qu'il doit savoir manier, et qu'il introduira ou retirera de l'urèthre sur les ordres du chirurgien. Il pourra être suppléé dans cette dernière besogne par l'aide placé à la droite de l'opérateur.

Deux auxiliaires enfin, prennent place à droite et à gauche pour l'hémostase temporaire de la plaie, les ligatures et le passage des fils à suture. Un seul serait suffisant pour mener à bien l'intervention, et nous avons eu, souvent, l'occasion de pratiquer l'uréthrostomie avec un seul aide médical, et deux aides quelconques, qui avaient pour rôle de maintenir le malade sur le bord de la table.

Opération proprement dite. — L'opération est exécutée, bien entendu, sur un conducteur métallique cannelé, si cet instrument a pu arriver jusqu'à la vessie. Dans le cas contraire, on cherchera à insinuer, à travers le rétrécissement, un conducteur filiforme, dont la couleur apparente indiquerait plus tard la lumière du canal, que l'on risquerait de laisser échapper. Cette recherche peut-être d'autant plus longue, d'autant plus laborieuse, surtout dans les périnées fibreux, fongueux, traversés de nombreuses fistules, où les points de repère manquent, que l'urèthre est depuis longtemps, déformé et dévié. On éviterait ainsi, avec ces manœuvres de prudence, le cathétérisme rétrograde, dernière ressource de l'opérateur, pour retrouver la voie uréthrale.

Dans le cas où le rétrécissement ne pourrait être

franchi avec aucun instrument, on introduirait jusqu'à lui, un cathéter métallique, que l'on appuierait, alors, sur la sténose. Cet instrument tend la peau du périnée, fait saillir la ligne médiane, point de repère, par excellence.

Dans de telles conditions, si l'urèthre restait inabordable, le cathéter indiquerait le canal que l'on sectionnerait alors, immédiatement, au-devant du point rétréci.

Un aide rétracte les bourses, en haut et en avant, suivant le plan médian. Le raphé périnéo-bulbaire devient ainsi, sinon très apparent, tout au moins, plus facile à déterminer. L'instrument tranchant risque beaucoup moins de s'égarer à droite ou à gauche. Le bulbe est, en effet, souvent atrophié. La région, couverte, parfois, de fistules, presque toujours indurée et enflammée, n'offre plus que des points de repère très insuffisants, en dehors de celui qui est constitué par la ligne médiane.

L'opération comprend cinq temps successifs :

Premier temps : *Incision cutanée*. — Elle se pratique sur le raphé périnéo-bulbaire. Elle commence à 2 ou 3 centimètres au-dessus du bulbe, et mesure 5 à 6 centimètres dans le sens vertical. Elle comprend la peau, le tissu cellulaire sous-cutané dont l'épaisseur et la consistance sont très variables, suivant les sujets, et aussi, suivant les lésions pathologiques.

Parfois, la rigidité, l'épaississement sont tels, qu'il faut inciser profondément un tissu, blanc grisâtre, intimement adhérent à la peau, et comprenant également l'urèthre, qui est perdu en son centre. Dans de telles conditions, les premiers temps sont fatalement confondus, depuis la section cutanée jusqu'à l'incision de l'urèthre.

Dans ce premier temps, on aura soin de pratiquer le traitement direct des fistules, des abcès.

Quand on exécute méthodiquement l'exploration des trajets fistuleux, leur incision, la recherche du canal en sont singulièrement simplifiées.

N'oublions pas que c'est après un essai d'uréthrectomie avec uréthroplastie que l'on se décide, parfois, en toute connaissance de cause, à pratiquer l'uréthrostomie périnéale. Nous nous contentons de rappeler ces diverses éventualités qui peuvent évidemment varier suivant chaque cas particulier.

Deuxième temps : *Incision du raphé périnéo-bulbaire.* — Le chirurgien incise, prudemment, le raphé périnéo-bulbaire, en ménageant le bulbe dans toute la longueur de l'incision cutanée. Tandis qu'en avant, l'incision est superficielle, elle doit être poussée, en arrière, sur une profondeur de 2 à 3 centimètres, sans crainte de blesser aucun organe important.

Troisième temps : *Recherche de l'urèthre. Refoulement du bulbe.* — Le bulbe est reconnu avec le doigt. Il est détaché prudemment, refoulé en avant, où le maintient un écarteur mousse.

L'index gauche sent alors, en arrière, le cathéter introduit dans l'urèthre. Le canal est dénudé par quelques coups de sonde cannelée.

Mais il s'agit, le plus souvent, de périnées dont les callosités sont étendues. L'urèthre rétréci est perdu dans un amas de tissus épaissis, scléreux, lardacés. Parfois encore, le cathéter n'a pu franchir les rétrécissements antérieurs. Ces conditions modifient singulièrement le manuel opératoire idéal.

Dans certains cas, le bulbe a été transformé par un processus d'inflammation chronique. Il serait illusoire et, du reste, inutile, de le chercher, puisqu'il n'existe plus. Une incision franche de cet organe scléreux, non vasculaire, constitue le moyen le plus prudent et le plus sûr pour retrouver l'urèthre, dans un point plus accessible aux manœuvres chirurgicales que la région rétro-bulbaire.

Lorsque le rétrécissement n'a pas admis un cathéter, ni même un conducteur, si fin que soit son calibre, la recherche du canal n'est plus une manœuvre réglée. Comme dans l'uréthrotomie externe, le canal sera trouvé seulement après son incision. Dans ces cas, la section méthodique médiane, sans s'égarer à droite et à gauche, constitue le plus sûr moyen d'atteindre directement la lumière uréthrale, de ne pas la dépasser sans s'en apercevoir.

QUATRIÈME TEMPS : *Section de l'urèthre. Dissection du bout postérieur.* — L'urèthre est fendu sur sa paroi inférieure dans une étendue de quelques millimètres. Les deux lèvres sont saisies dans les mors d'une pince hémostatique, ou encore rétractées au moyen d'un fil métallique, qui traversant, chacune d'elle, sert de tracteur. C'est alors qu'on met aussi complètement à nu que possible le rétrécissement. Lorsque le cathéter paraît dans la plaie, l'opérateur sectionne franchement la paroi supérieure du canal, immédiatement en arrière du rétrécissement. Cette section transversale s'étend jusqu'aux corps caverneux, si elle a été pratiquée à leur niveau (fig. 4).

Dès lors, le bout postérieur est disséqué sur une hauteur variable, de 10 à 15 millimètres en moyenne, et mobilisé aussi loin qu'il sera nécessaire pour amener facilement au contact les bords de la peau et les lèvres du bout postérieur. Parfois, lorsque l'urèthre entouré

de callosités plus ou moins enflammées et suppurantes
ne peut être détaché aisément, nous conseillons de
tailler plutôt deux petits lambeaux cutanés latéraux.
Puisque le canal ne peut être attiré, nous donnons de
cette façon, aux téguments, une mobilité suffisante
pour aller au-devant de lui, en s'invaginant, pour ainsi
dire, dans la profondeur. Du reste, dans quelques
circonstances, la mobilisation de la peau et la dissec-

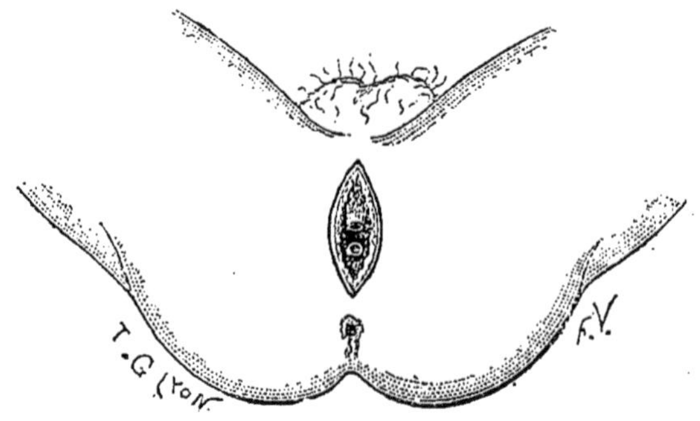

Fig. 4. — Section complète de l'urèthre, perpendiculairement à sa direction.

tion de l'urèthre pourraient être employées simultanément pour aboutir à une suture méthodique des
deux surfaces cutanée et muqueuse.

De plus, pour éviter le rétrécissement progressif du
nouveau méat, nous prenons la précaution d'inciser
sur une hauteur de 8 à 10 millimètres, au moins, la
paroi inférieure du bout postérieur, à partir de la
section transversale et d'avant en arrière, comme on
a l'habitude de le faire, pour parer au même danger,
après une amputation du pénis (fig. 5). Ce détail opératoire a une certaine importance.

Théoriquement, le canal est coupé transversalement
en arrière du rétrécissement, et aussi en arrière du

bulbe, dans la région membraneuse. Mais cette règle souffre, en pratique, de nombreuses exceptions.

Le rétrécissement est-il situé profondément dans la région membraneuse, le chirurgien pratiquera l'ouverture de l'urèthre, soit en avant de la sténose, soit sur la sténose elle-même. La section verticale sera prolongée en arrière, et la section transversale pas-

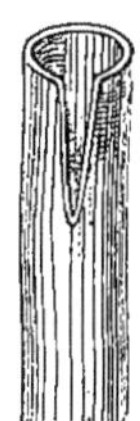

Fig. 5. — Paroi inférieure de l'urèthre incisée sur une hauteur
de 8 à 10 millimètres.

sera, sans inconvénient, à travers le rétrécissement. On gagnera ainsi, dans le sens vertical, ce que l'on perdra dans le sens transversal. Le méat périnéal, allongé d'avant en arrière, affectera une forme de fente longitudinale, plutôt que celle d'un orifice circulaire. Ce sont des détails variables dans chaque cas particulier.

En résumé, l'orifice uréthral doit posséder des dimensions suffisantes. La lumière uréthrale est-elle de calibre réduit, on lui adjoindra une longue incision antéro-postérieure, et *vice versa*.

Le rétrécissement est-il situé dans la région pénienne, en avant du bulbe uréthral, on peut alors exécuter l'uréthrostomie périnéale typique, au niveau de la région rétro-bulbaire. Néanmoins, comme, dans les cas justiciables de l'uréthrostomie, le bulbe est atrophié, il est plus simple de pratiquer la section uréthrale, immédiatement en arrière du rétrécissement. Cette pratique n'a aucun inconvénient. Elle présente l'avantage de conserver au bout postérieur des dimensions plus grandes.

La dissection du bout postérieur est facile, dans de telles conditions. Quant à la suture de l'urèthre, elle a de plus grandes chances de réussite, lorsqu'elle est exécutée plus bas.

L'incision en avant ou au niveau du rétrécissement a, du reste, deux avantages sérieux. Elle permet, tout d'abord, de reconnaître la nature, l'étendue des rétrécissements, et de se décider, par conséquent, en toute connaissance de cause, à l'uréthrostomie. En second lieu, lorsque le rétrécissement occupe, comme on le voit si souvent, la région bulbaire, cette section en plein rétrécissement n'expose pas, au même degré, à une hémorrhagie opératoire, hémorrhagie en nappe, qui n'est pas grave, mais qui est toujours plus ou moins abondante, après la section d'un bulbe normal.

Nous ne saurions insister sur la recherche du bout postérieur après ou avant la section de l'urèthre. Nous ne pourrions que répéter ce que l'on trouve écrit, dans tous les traités de médecine opératoire ou de thérapeutique chirurgicale, à propos de l'uréthrotomie externe, pratiquée sans conducteur.

Ainsi, du reste, que nous l'avons déjà fait remarquer, la section du canal, immédiatement en avant de la sténose, rend, dans les cas compliqués, cette découverte relativement simple.

Nous avons aisément trouvé, chez nos opérés, le bout postérieur.

Sa recherche, malgré les désordres pathologiques de voisinage, s'exécute avec des points de repère suffisants pour qu'on puisse la comparer à une ligature d'artère dans la continuité. Cette opération peut être laborieuse, dans certaines circonstances, mais sa réussite est assurée avec les points de repère de la médecine opératoire.

Dans ses premiers temps, l'hémorrhagie est, habituellement, peu abondante. Le sang, fourni par des vaisseaux, souvent thrombosés de longue date, s'arrête rapidement sous la pression des pinces hémostatiques, qui remplissent encore le rôle d'écarteurs des bords de la plaie.

La véritable hémorrhagie provient de la section ou de la dilacération du tissu spongieux, surtout du bulbe. Mais, en dehors de l'artère bulbeuse, qui peut exiger une ligature, cette hémorrhagie en nappe cède spontanément, à la compression méthodique par des tampons hémostatiques, maintenus en place pendant quelques minutes.

Nos observations démontrent que, dans ces rétrécissements anciens, étendus, qui exigent l'uréthrostomie, le tissu spongieux péri-uréthral a subi une véritable cirrhose. Il est dur, ligneux, plus ou moins exsangue. Ces considérations relatives à l'hémorrhagie s'appliquent également à l'uréthrotomie externe, et nous n'y insisterons pas davantage.

Il n'est pas inutile de rappeler que dans cette opération, comme dans toutes celles qui sont exécutées sur des tissus spongieux, les ligatures ne seront placées qu'après une hémostase parfaite. On ne peut apprécier leur nécessité que plusieurs minutes après la compression hémostatique.

CINQUIÈME TEMPS : *Suture méthodique des bords de l'ouverture uréthrale avec les bords de la plaie péri-*

néale. — On suture méthodiquement l'orifice uréthral ou plutôt le bout postérieur sectionné, avec les bords cutanés de la plaie périnéale.

Ces sutures en étoile seront habituellement au nombre de six. Suivant l'étendue de l'incision périnéale, on multiplie ou on diminue leur nombre (il nous est arrivé de ne placer que quatre fils, ou deux de chaque côté, lorsque des lésions péri-uréthrales, en voie d'évolution, contre-indiquaient la réunion par première intention sur toute la surface). Les fils tra-

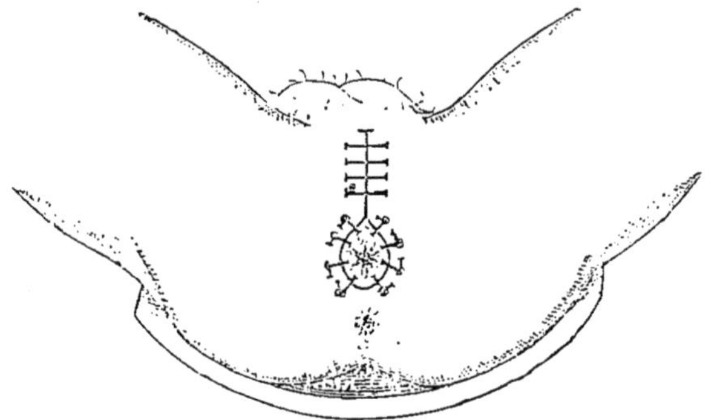

Fig. 6. — Suture de l'orifice du bout postérieur de l'urèthre avec les bords de la peau. — Méat périnéal.

versent de part en part l'urèthre, à 3 ou 4 millimètres des bords de l'incision. On les conduit ensuite, à travers tous les plans de la région, y compris la peau. Ils ressortent à 5 ou 6 millimètres des bords (fig. 6).

Cette suture de toute l'épaisseur des lèvres de la plaie assure une occlusion plus parfaite des tissus divisés. Mais, elle n'est facile que dans les cas, où ces différents plans ont encore conservé une certaine élasticité, dans ceux également, où la section uréthrale n'est pas trop profondément située.

Lorsque l'ouverture du canal siège dans la région rétro-bulbaire, il est préférable de mobiliser, suivant la méthode française, ainsi que nous l'avons dit déjà, deux petits lambeaux cutanés latéraux. Les bords des lambeaux viennent facilement, par la suture, à la rencontre des bords uréthraux, préalablement mobilisés.

Quand les plans péri-uréthraux sont rigides, dépourvus de toute élasticité, il est également plus simple de ne comprendre que la peau, dans les sutures, après mobilisation, au besoin, des bords cutanés.

Il ne faut pas attacher, du reste, une importance capitale à tel ou tel mode de suture. Le fait important est : la fixation des bords de la plaie périnéale avec ceux de l'urèthre et, si faire se peut, leur réunion immédiate, pour se mettre d'autant mieux à l'abri d'une occlusion ultérieure, ou tout au moins, d'un rétrécissement du méat périnéal.

Les fils uréthro-cutanés seront modérément serrés, et l'on attendra pour les serrer qu'ils soient tous en place.

L'affrontement n'en sera, ainsi, que plus exact.

En raison de la faible épaisseur des tissus, toutes les aiguilles peuvent être employées. Les aiguilles courbes sont plus maniables, qu'elles soient simples, comme des aiguilles de Hagedorn, ou qu'elles soient montées sur manche spécial, comme l'aiguille de Reverdin.

Quant aux fils, on utilisera les crins de Florence, les fils métalliques, de préférence aux fils de soie. Ces derniers offrent l'inconvénient de se gonfler et, en qualité de tissu poreux, de s'infecter, au contact d'un foyer d'une asepsie relative. Ils constituent, de cette façon, des corps étrangers septiques, permanents. Les fils de catgut sont rejetés pour les mêmes raisons, et aussi parce que leur résorption est trop rapide. Dans toutes nos uréthrostomies, les sutures ont été faites avec des fils métalliques.

Jusqu'ici nous avons envisagé la conduite à tenir vis-à-vis du bout postérieur de l'urèthre qui seul, désormais, joue un rôle dans la miction. Que faut-il faire du bout antérieur et de cette partie de l'incision périnéale qui ne se trouve pas comprise dans les sutures?

La plaie périnéale pourrait, sans doute, être suturée complètement, en avant du nouveau méat (fig. 6). La réunion par première intention serait certainement l'idéal.

L'opération porte, malheureusement, la plupart du temps, sur des tissus profondément infectés ; souvent elle est combinée à des curettages et cautérisations de trajets fistuleux, fatalement septiques. Les urines qui vont, en plus ou moins grande quantité, suinter autour de la sonde à demeure, baigneront ces surfaces de sutures, et, comme elles sont chargées de produits infectieux, les inoculeront. Si nous considérons, enfin, que les opérés sont d'anciens urinaires, souvent cachectiques, sur la santé desquels toute résorption retentit défavorablement, on conçoit qu'il est préférable de s'abstenir d'oblitérer une telle plaie. Nous avons l'habitude de la laisser ouverte et d'abandonner sa cicatrisation, sauf conditions exceptionnelles, au bourgeonnement secondaire.

Quant au bout antérieur, les mêmes considérations doivent guider notre conduite. Il est atteint d'uréthrite et de péri-uréthrite chronique. L'occlusion de son orifice le transformerait en cul-de-sac, en un vase clos où s'amasserait, sans drainage, le pus uréthral. De là, des décollements que l'on serait obligé de réinciser, des accidents infectieux possibles, etc., au grand détriment de la santé générale du sujet, et de la rapidité de la guérison. Les sutures uréthro-cutanées, seules importantes en l'espèce, seraient singulièrement compromises. Nous conseillons donc, sauf conditions exceptionnelles, de laisser le bout antérieur ouvert, de l'abandonner à lui-même. Cette pratique permet, du reste, des lavages, plus efficaces, de l'urèthre pénien.

Pansement. — On introduit dans la vessie une sonde de Pezzer ou de Malécot, de moyen calibre. On la laisse à demeure, pendant six à huit jours, si elle est bien supportée. Provoque-t-elle de la douleur, est-elle mal tolérée? on l'enlève immédiatement. Durant ce laps de temps, on aura soin de pratiquer des lavages vésicaux, trois à quatre fois par jour, avec la solution boriquée tiède à 40 pour 1000.

La plaie périnéale est tamponnée avec des mèches de gaze iodoformée, pénétrant dans tous les diverticules. Un drain est placé, ordinairement, à la partie déclive de l'incision, et, s'il en est besoin, au niveau du bout antérieur.

On peut encore interposer entre les lèvres de la plaie périnéale, des bandelettes de gaze iodoformée, chiffonnée, qui seraient maintenues par quelques points de suture contentifs, traversant les lèvres de la plaie, imparfaitement rapprochées, et passant, à la manière d'un pont, au-dessus de la gaze.

Lorsqu'on recherche, ce qui est rare, la réunion de la plaie périnéale par première intention, on doit, en raison de la vascularisation des tissus et d'une infection possible, placer un drain dans l'angle inférieur de la plaie. On l'enlèverait alors dès le troisième ou quatrième jour.

Sur cette incision, une couche épaisse d'iodoforme constituera une occlusion antiseptique, complétée par un bandage en T, avec coton antiseptique, que traversera la sonde laissée à demeure.

Si l'on ne peut laisser une sonde à demeure, on lavera après l'opération, l'urèthre postérieur et la vessie, avec plus de soins encore.

Quant au bout pénien, il sera également désinfecté pendant l'intervention. Il est quelquefois, comme nous l'avons remarqué, le point de départ de la suppuration.

Ce lavage de l'urèthre, en avant et au niveau du rétrécissement, est rendu d'autant plus nécessaire que souvent il existe des fausses routes, et dans le canal, des foyers d'infection.

Il sera utile, parfois, d'inciser largement, sur une plus ou moins grande hauteur, cet urèthre infecté, et de le panser à plat, comme un véritable abcès.

Soins consécutifs. — Le pansement doit être renouvelé, dès qu'il est traversé, par les liquides de la plaie. Les pièces extérieures seules sont enlevées. Quant à la gaze qui tapisse le fond des surfaces cruentées, on attendra qu'elle se détache, plus ou moins, d'elle-même.

Le malade est constipé pendant quelques jours, pour éviter l'infection de la plaie par les déjections alvines. Tous les deux jours, on donnera un grand lavement d'eau bouillie, additionnée de glycérine. Lorsque l'effet sera produit, il est indispensable de changer les pièces de pansement qui auraient été contaminées. On agirait ainsi, aussi souvent qu'il serait nécessaire, si des défécations fréquentes souillaient le pansement.

Quand une sonde à demeure traverse le bout postérieur, il est indispensable de pratiquer, trois ou quatre fois par jour, une irrigation abondante de la vessie, autant pour la désinfecter, que pour parer à l'incrustation calcaire. Le pansement est alors renouvelé toutes les quarante-huit heures environ. La sonde n'est enlevée définitivement, que du huitième au dixième jour.

Que la sonde à demeure ait été enlevée parce qu'elle était mal supportée, qu'elle ait été chassée au dehors, par les contractions de la vessie, etc. : on se contentera, habituellement, de faire, chaque jour, deux ou trois cathétérismes uréthraux, suivis de lavages. Il est superflu d'ajouter que le pansement devrait être renouvelé chaque fois, avec toutes les précautions antiseptiques usuelles.

Ce sondage du bout postérieur est relativement facile, mais il doit être conduit avec prudence et discernement. Il faut mettre la plaie au jour, dans une situation convenable, si l'on veut épargner au malade les souffrances et les complications qui résulteraient de tâtonnements, d'essais incertains de cathétérisme.

Le pansement enlevé, l'opéré est assis sur un coussin élevé qui fait saillir la région périnéale, sur le bord du lit, au besoin. Cette situation suffit, lorsque le néo-méat a été établi dans la région pénienne. Mais, s'il est profond, rapproché de l'anus, la position latérale droite, avec la cuisse droite étendue, cuisse gauche fléchie, la fesse gauche étant, d'autre part, relevée avec la main gauche ou par un aide, devient la position de choix.

C'est encore dans de semblables conditions qu'on emploierait avec avantage la position génu-pectorale.

Après chaque cathétérisme, la plaie contaminée, ou non, sera largement irriguée.

Les opérés sont singulièrement soulagés par ces soins de propreté, facilités par l'installation au-dessus de leur lit, d'un seau-irrigateur.

Pour ne pas souiller les draps, les pièces de lingerie, on glisse sous le siège la pelvi-cuvette dont nous donnons le dessin (fig. 7).

Cet appareil est des plus commodes, pour recueillir les liquides, dans les lavages des plaies qui siègent sur la partie inférieure du tronc, sur le périnée, sur les

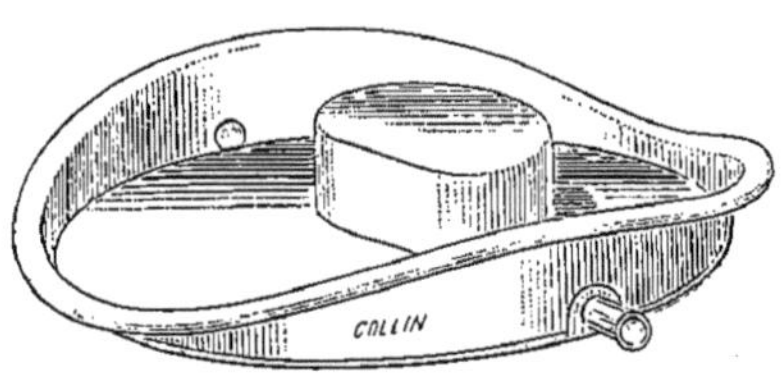

FIG. 7. — Pelvi-cuvette en zinc émaillé de A. Poncet (Modèle de Collin).

cuisses, etc. Il trouve particulièrement son emploi chez les malades dont nous nous occupons.

Les fils sont enlevés du 6ᵉ au 8ᵉ jour.

URÉTHROSTOMIE PÉRINÉALE
AVEC CRÉATION D'UN NÉO-MÉAT TEMPORAIRE

Le manuel opératoire précédemment décrit convient à l'établissement d'un *méat périnéal définitif* (fig. 8), lorsque les lésions sont à ce point incurables, que tout espoir de retour de la fonction normale est perdu.

Chez les sujets jeunes, en particulier, après une longue période de mise au repos des lésions du bout antérieur, on peut espérer la régression des lésions qui, de prime abord, auraient paru justifier l'établissement d'un *méat permanent*.

La section transversale de l'urèthre constituerait,

dans de telles conditions, un sérieux obstacle au rétablissement ultérieur de la continuité des deux bouts.

Pour l'éviter, nous conseillons la modification sui-

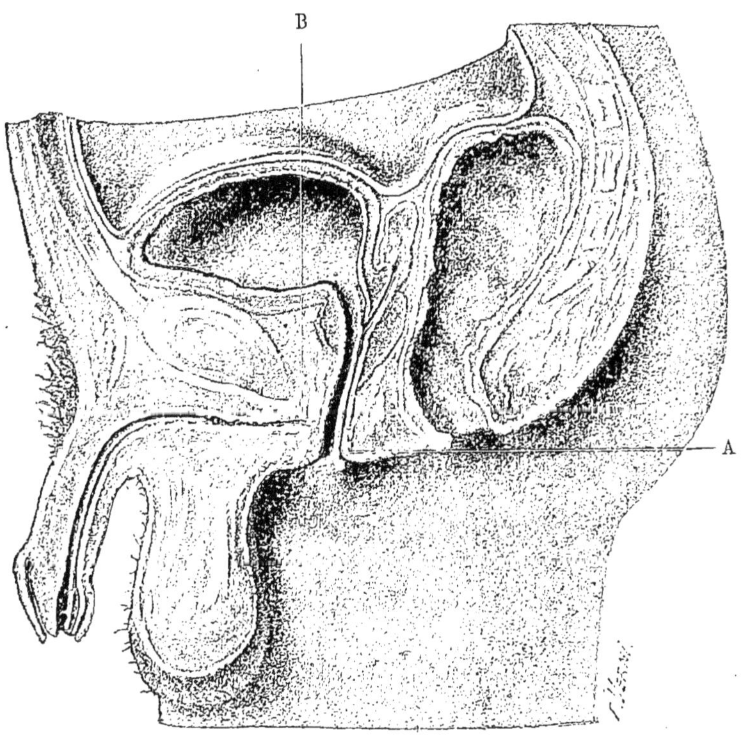

Fig. 8. — Coupe antéro-postérieure d'un sujet uréthrostomisé.
A, Méat périnéal définitif. — B, Bout antérieur de l'urèthre oblitéré.

vante (*méat temporaire*), que nous avons, du reste, employée plusieurs fois.

Premier et deuxième temps. — Même incision que dans le manuel opératoire typique.

Troisième et quatrième temps. — Nous pratiquons l'incision du rétrécissement comme dans une uréthrotomie externe. Nous prolongeons l'incision de 10 à

12 millimètres en arrière du rétrécissement, mais l'urèthre n'est pas sectionné transversalement, perpendiculairement à sa direction, il n'est même pas disséqué.

L'excision de quelques callosités péri-uréthrales,

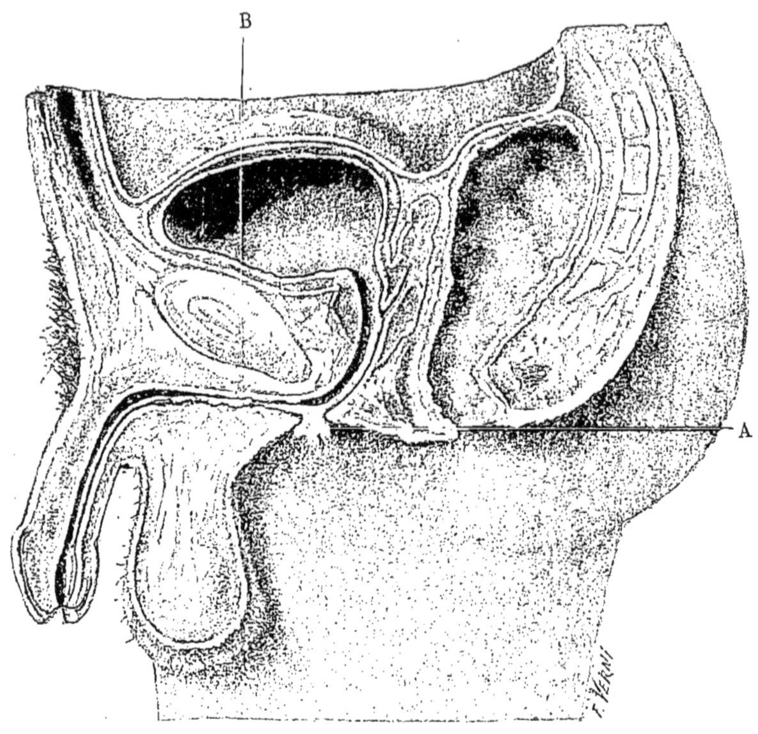

Fig. 9. — Coupe antéro-postérieure d'un sujet uréthrostomisé.

A, Méat périnéal temporaire. — B, Bout antérieur de l'urèthre, rétréci, déformé,
mais perméable.

une mobilisation légère de la peau au pourtour et
sur les côtés, sont suffisantes le plus souvent pour
amener au contact la muqueuse sectionnée et les
téguments.

Cinquième temps. — On réunit alors la muqueuse et
la peau du voisinage par quelques points, de suture, de
chaque côté.

Le reste de l'opération n'est pas différent du premier mode.

La continuité uréthrale subsiste donc (fig. 9). Un orifice méthodiquement créé sur la paroi inférieure, sans ablation de muqueuse, seul interrompt le canal. Le pont uréthral supérieur persistant, permettra, dans l'avenir, de rétablir le canal complet. Il suffirait, on le conçoit, d'oblitérer l'orifice inférieur, si les conditions locales ou générales ne s'y opposaient pas.

Le néo-méat définitif ou temporaire ne saurait être toujours établi dans une même séance opératoire.

Il faut, en effet, distinguer deux catégories de malades :

1° Ceux chez lesquels les lésions locales se bornent à des rétrécissements incurables, à une perte de substance de l'urèthre, etc.; mais sans déformation marquée du périnée.

2° Ceux qui présentent, outre la sténose uréthrale, des complications inflammatoires : infiltration urineuse, abcès, etc.

Chez les sujets de la première catégorie, le gonflement pathologique du périnée faisant défaut, la suture des bords de l'urèthre avec ceux de la peau n'offre pas de difficultés. L'uréthrostomie est pratiquée aisément, d'emblée, c'est une *uréthrostomie à froid*.

Chez les malades de la deuxième catégorie, la tuméfaction des tissus, leur épaississement, peuvent s'opposer à la suture des lèvres de la plaie uréthrale, avec les bords de la peau. Il faut alors se contenter d'une large uréthrotomie, l'*uréthrostomie à chaud*, pouvant être alors rarement méthodique.

On emploiera plus tard ce mode de traitement, lorsque les tissus seront revenus à l'état normal.

Il s'agit, on le voit, d'une *périnéostomie en deux temps*, nécessitée par des complications locales.

CHAPITRE IV

INDICATIONS

Nous ne discuterons pas le choix de la méthode à suivre dans le traitement des rétrécissements de l'urèthre, l'opération que nous proposons ne s'appliquant, en effet, qu'à certains malades, placés dans des conditions spéciales.

L'avenir qui guette tout rétréci, à plus ou moins brève échéance, dépend d'une foule de causes : âge du sujet, caractères des lésions, traitement méthodiquement suivi, etc. Il dépend, surtout, du bon fonctionnement, de l'intégrité du muscle vésical. Le pronostic d'un rétréci jeune, ou d'un rétréci artério-scléreux, sont bien différents (Guyon).

En clinique, la stagnation de l'urine septique dans la vessie, la mise en tension de ce réservoir, favorisent l'ascension microbienne jusqu'aux reins, qui sont, avec les uretères, rapidement envahis, dès qu'on produit une rétention prolongée.

De l'évacuation régulière de la vessie dépend, avant tout, le sort de l'organe sécréteur, que l'évacuation s'accomplisse physiologiquement ou qu'elle soit artificielle. L'état des reins domine le pronostic des lésions urinaires. Il faut se préoccuper de leur intégrité, car la néphrite infectieuse est souvent une cause de mort.

La dilatation, la divulsion, les uréthrotomies, l'électrolyse, les uréthrectomies ou uréthroplasties constituent les méthodes de réfection d'un urèthre rétréci. Grâce à elles, la vessie conserve son rôle défensif, son rôle de gardienne des uretères.

La dilatation représente la méthode générale. Employée seule, elle s'adresse, évidemment, à des lésions pour lesquelles on ne saurait discuter l'indication d'une uréthrostomie. Combinée avec les autres méthodes, elle en devient le complément nécessaire, elle maintient l'effet opératoire. Son emploi, pour être efficace, doit être prolongé.

Nous ne parlons pas de la divulsion, sorte de dilatation brusque. Ses indications, si elles existent, nous paraissent exceptionnelles.

L'uréthrotomie interne, entre des mains habiles et judicieuses, donne de bons résultats dans certaines variétés de rétrécissements. Elle ne saurait agir efficacement contre les sténoses intra et péri-uréthrales, profondes, diffuses, chroniquement enflammées, etc.

La facilité de son exécution la rend parfois dangereuse, et cela d'autant mieux que le traumatisme opératoire, étant dissimulé, non seulement pour le malade, mais aussi pour l'opérateur, elle est volontiers pratiquée par des mains peu chirurgicales.

Elle est indiquée, lorsque les lésions locales sont relativement limitées en profondeur, et lorsque l'état général de l'urinaire n'est pas trop gravement compromis.

L'uréthrotomie externe convient aux autres cas, plus graves et plus rebelles. Elle a, sur la précédente, l'avantage d'être pratiquée à ciel ouvert, d'établir un drainage efficace.

Le chirurgien choisira, suivant la nature des accidents, l'intervention la plus appropriée aux dangers immédiats, et la plus capable de prévenir les récidives.

Nous ne parlerons plus, dorénavant, des indications de ces méthodes opératoires, mais bien de leurs contre-indications.

Quel que soit, en effet, le mode de traitement employé dans la cure d'une sténose uréthrale, celle-ci tend presque fatalement à se reproduire. De tels opérés restent dans la nécessité de se préoccuper de leur canal et de recourir, à une dilatation régulière. C'est à ce prix seulement que sera maintenue l'intégrité des voies urinaires, ainsi que nous l'avons fait remarquer au paragraphe des considérations anatomo-pathologiques.

Toutes les opérations pratiquées contre les rétrécissements donnent des résultats immédiats. Nous n'insistons pas sur cet axiome thérapeutique. Mais ces résultats sont précisément, dans maintes circonstances, de peu de durée. L'opération, d'autre part, ne met pas toujours à l'abri d'accidents urinaires progressifs.

Les observations I et III nous en fournissent des exemples. Dans la première, l'uréthrostomie fut pratiquée et l'opéré guérit. Dans la seconde, le malade mourut, malgré des interventions multiples, qui, dans l'espèce, étaient insuffisantes.

L'insuccès des moyens employés, dans de telles conditions, ne démontre-t-il pas qu'il existe des cas rebelles, incurables, dès lors, justiciables d'une autre méthode thérapeutique?

OBSERVATION II

(A. Poncet. *Archives provinciales de chirurgie*, 1895.)

Uréthrostomie périnéale pour rétrécissement infranchissable, datant de dix-neuf ans. Infiltration urineuse en 1890. Depuis lors, fistules périnéales: Mictions de plus en plus difficiles, malgré divers traitements suivis, à différentes reprises, à l'Hôtel-Dieu. Pyélo-néphrite ascendante. Urines albumineuses. Rétention aiguë. Phlegmon prévésical. Large ouverture de l'abcès. Création au périnée d'un méat contre nature. Guérison. — Uréthrostomisé, revu à plusieurs semaines d'intervalle, et, la dernière fois, six ans après l'opération. Santé excellente. Augmentation de poids. Plus de troubles urinaires.

J. M..., cordonnier, âgé de quarante-trois ans, né à Uze, demeurant à Lyon, est entré à la Clinique, salle Saint-Martin, n° 2, le 9 avril 1894, pour une rétention aiguë d'urine.

Son passé urinaire est le suivant. A l'âge de vingt ans, blennorrhagie qui dura fort longtemps ; trois ou quatre ans après, en 1875, signes de rétrécissement.

Dilatation progressive. Le malade passait, de temps à autre, des bougies, qui étaient de plus en plus petites.

En décembre 1890, infiltration urineuse. Long séjour dans mon service, salle Saint-Louis. Large incision du phlegmon urinaire. Uréthrotomie externe. Sonde à demeure. Calibrage de l'urèthre par les Béniqué.

Quatre mois après, malgré ce traitement, J. M. quittait l'Hôtel-Dieu, encore porteur d'une fistule périnéale qui, pendant la miction, donnait passage à une certaine quantité d'urine. Depuis lors, il a fait plusieurs séjours à l'hôpital. On l'a sondé, dilaté, uréthrotomisé, pour rétablir la voie normale, mais en vain. L'urine coulait toujours, en grande partie, par le périnée, malgré les tentatives de cathétérisme, devenu, ces temps derniers, impossible. Aux troubles de la miction s'ajoutaient, de temps à autre, des signes d'empoisonnement urinaire : accès de fièvre, anorexie, affaiblissement progressif, etc.

Enfin, dix jours avant sa dernière entrée à l'Hôtel-Dieu, le pauvre homme fut pris d'une rétention aiguë. Le cathétérisme étant impossible, on pratiqua une ponction sus-pubienne.

A partir de ce moment, l'état du malade s'aggrava. Il éprouvait de violentes douleurs dans la région hypogastrique et, quoique la miction se fût à peu près rétablie par la fistule périnéale, il allait de mal en pis. Sa température se maintenait entre 39 et 40 degrés.

Le 17 avril, lorsque j'examinai J. M... qui présentait tous les symptômes d'un urinaire fébrile, je constatai l'existence d'un énorme abcès sus-pubien, à fluctuation très nette, mais sans changement de coloration de la peau. La vessie était distendue. Son évacuation très incomplète, se faisait par la fistule, qui avait, au dehors, la forme d'une petite masse verruqueuse. Me souvenant de l'histoire de ce malade, que j'avais déjà opéré dans mon service, je n'essayai pas de pratiquer le cathétérisme. Entre temps, je fis noter que le méat normal était petit, qu'il mesurait à peine 2 à 3 millimètres.

Opération. — Après éthérisation, j'incisai largement le phlegmon sus-pubien, et je pratiquai l'uréthrostomie périnéale. L'abcès fournit deux verres, au moins, d'un pus épais, sanieux, particulièrement fétide, développé dans le tissu cellulaire pré-vésical. Avec l'extrémité de l'index introduit au fond de l'abcès, on sentait sur la face antérieure de la vessie une dépression, comme une petite ulcération, répondant très probablement à l'ouverture de la vessie, par l'aiguille qui l'avait ponctionnée. Lavage de la cavité; deux gros drains sont placés à droite et à gauche, sous chaque grand droit.

L'uréthrostomie ne présenta aucune particularité, en dehors d'un écoulement sanguin assez abondant par le tissu spongieux péri-uréthral, et qui fut arrêté par la compression avec un tampon de gaze. Incision d'uréthrotomie externe, dont le milieu répond sensiblement à la fistule. Le cathétérisme, qui avait été pratiqué avec une bougie très fine, n'avait pas permis, ne pouvant franchir le rétrécissement, de s'en servir comme conducteur.

Portion rétrécie, scléreuse, de 15 à 20 millimètres d'étendue. Section de l'urèthre, perpendiculairement à sa direction, et à quelques millimètres au-dessus de la fistule. Dissection sur une hauteur de 12 à 15 millimètres du bout postérieur dilaté. Muqueuse friable.

Suture métallique des lèvres du bout postérieur, dont la paroi inférieure a été incisée sur une longueur de 1 centimètre environ, avec les bords de l'angle inférieur de la plaie périnéale. Suture métallique des bords restants de la plaie périnéale.

Les urines étant infectées, ammoniacales, et contenant de l'albumine en notable quantité, on ne laisse pas dans la vessie de sonde à demeure, mais des cathétérismes toutes les six heures, suivis d'un lavage vésical à l'eau boriquée, furent régulièrement pratiqués par le nouveau méat.

Les suites de cette double intervention furent des plus simples. Dès le lendemain, la température tombait à 38°5. Lorsque le malade quittait l'Hôtel-Dieu, au début de juin, il urinait sans difficulté, à plein méat périnéal.

Janvier 1895. Depuis lors, il est devenu méconnaissable. Son état général est excellent. Il a engraissé de 15 kilogrammes. Garde de nuit dans un journal quotidien, il passe, toutes les nuits, de 10 heures du soir à 6 heures du matin. C'est dire qu'il exerce une profession pénible, qui n'est compatible qu'avec une parfaite santé. A la fin de décembre dernier, ses urines ne contenaient plus trace d'albumine.

Janvier 1900. — Depuis janvier 1895, nous n'avions pas eu de nouvelles de cet uréthrostomisé, que nous n'avions pu retrouver. Le 22 janvier dernier, il se présente à notre Clinique, pour des accidents de rétention incomplète, dus à un rétrécissement marqué de son néo-méat. Il raconte qu'il ne s'est pas sondé depuis cinq ans, et que depuis un an, il a de la peine à uriner. On constate, en effet, un rétrécissement très prononcé du méat périnéal. Débridement (X. Delore). Lavage de la vessie. Les jours suivants, la miction se fait à plein jet. Amélioration rapide. État général excellent.

OBSERVATION III

(HALLÉ ET WASSERMANN, *Annales des maladies des organes génito-urinaires*, 1894.)

Rétrécissements anciens de l'urèthre, rebelles à la dilatation et à l'uréthrotomie interne. Mort de lésions rénales.

Ch..., quarante-neuf ans, entré à la salle Velpeau, lit n° 4, le 21 novembre 1893. (Hôpital Necker.)

Première blennorrhagie, il y a vingt-cinq ans ; deuxième, il y a vingt-deux ans. Début des signes de rétrécissement à cette époque. En 1874, incision et drainage d'un premier abcès. De 1884 à 1889, le malade se sonde lui-même. Il a successivement plusieurs abcès périnéaux, ouverts spontanément.

Dilatation sans uréthrotomie en 1889, à l'hôpital de la Pitié. En 1893, les symptômes de cystite s'accentuent, le malade entre à la clinique de Necker.

Rétrécissements multiples et induration périnéale. Le canal admet une bougie n° 4.

Uréthrotomie interne le 1er décembre 1893. Le malade succombe, vingt-deux jours après l'opération, à des lésions uretéro-rénales avancées.

A l'autopsie, l'urèthre antérieur est sain, paraît rétréci, blanc, cicatriciel, dans la région bulbaire antérieure. La région bulbaire postérieure et l'entrée de la membraneuse sont le siège d'une grande ulcération, déchiquetée, sans caractères particuliers. Il s'y ouvre l'orifice d'une fistule périnéale.

(Suit l'examen histologique minutieux.)

Le rétrécissement, rebelle aux procédés ordinaires de traitement, devient mortel parfois, non seulement, par les accidents rénaux secondaires, mais encore par l'éclosion, qu'il favorise, d'une maladie intercurrente, pneumonie, tuberculose pulmonaire, par ex. (obs. IV) :

OBSERVATION IV

(Hallé et Wassermann, *loc. cit.*)

Rétrécissements traumatiques et inflammatoires de l'urèthre. Cystite secondaire. Mort de tuberculose pulmonaire et de lésions rénales, anciennes, doubles. Traitement : deux uréthrotomies internes. Dilatation. Sonde à demeure. Boutonnière périnéale.

Mal..., trente-deux ans, entré à la salle Velpeau, lit n° 2, le 26 avril 1890.

Première blennorrhagie en 1882, en Tunisie. En 1884, à Hué, chute sur une palissade en bambous pointus. Rupture de l'urèthre au niveau du périnée, avec plaie. Urétrorrhagie. Sonde à demeure.

En 1885, rétrécissement n'admettant qu'une bougie 8 à 10.

Uréthrotomie interne à Necker le 12 avril 1885. Dilatation facile ensuite jusqu'au Béniqué n° 40.

Récidive en avril 1888. Dilatation jusqu'au Béniqué n° 36 ; puis apparaissent des symptômes de cystite en août 1888. La dilatation devient difficile.

En mars 1889, à New-York, électrolyse sectionnante en une seule séance, sans résultat durable. M. rentre à Necker, en octobre 1889. La dilatation n'est pas praticable.

Seconde uréthrotomie interne le 2 juin 1890. Sonde à demeure, dilatation jusqu'au 40 des Béniqué. Le résultat ne se maintient pas. Cystite douloureuse. Tuberculose pulmonaire.

Le 14 décembre 1890, boutonnière périnéale, suivie

d'amélioration passagère. Le rétrécissement se reproduit.

Le malade se cachectise et meurt le 7 mai 1891, avec des lésions rénales anciennes, et de la tuberculose pulmonaire.

A l'autopsie, on trouve que l'urèthre est étroit dans toute la portion spongieuse. Le point le plus serré est au niveau de la région bulbaire antérieure. Traces de la boutonnière périnéale. Légère dilatation du canal en arrière. (Suit l'examen histologique.)

Dans l'histoire thérapeutique des rétrécissements de l'urèthre, la multiplicité des procédés opératoires, qui ont, chacun, leurs défenseurs, prouve qu'aucun ne guérit fidèlement et certainement.

Le reproche le plus grave, c'est la récidive, c'est-à-dire le retour possible des accidents infectieux ascendants, dont le pronostic est toujours très réservé. Faut-il donc, uréthrotomiser de nouveau, indéfiniment (obs. III et IV), des malades qui ont subi plusieurs opérations, pour leur donner la satisfaction de conserver quelques centimètres de leur urèthre, et les exposer, de ce fait, à des complications mortelles? Faut-il essayer, à tout prix, de refaire un canal, détruit sur une grande étendue, lorsqu'on peut prédire la récidive, à brève échéance, avec une uréthrotomie, qui n'est efficace que dans les cas de gravité moyenne, chez des sujets vigoureux, qui prennent souci de surveiller le calibre de leur canal? De tels rétrécis relèvent de l'uréthrostomie périnéale.

Cette opération, ainsi que nous l'avons définie dès le début, consiste dans la création d'un méat urinaire, au périnée, en arrière des bourses. On sacrifie ainsi, au point de vue fonctionnel, une certaine étendue du canal.

L'uréthrostomie est donc différente des uréthrectomies ou uréthroplasties qui ont pour but le rétablissement normal de la fonction, en conservant à l'urèthre sa longueur, sa continuité. Ces dernières méritent, à juste titre, le nom d'opérations conservatrices, par opposition à la périnéostomie, dans laquelle les deux tiers antérieurs, au moins, du canal sont sacrifiés.

Nous n'avons pas l'intention d'opposer cette dernière aux opérations précédentes, à côté desquelles elle trouve naturellement sa place. Nous croyons que, dans certains cas, on doit préférer la création méthodique d'un méat périnéal. Ses indications nous le répétons, sont surtout les contre-indications des méthodes employées jusqu'à ce jour. Elles relèvent de la gravité de l'état local, et, non moins, de l'état général du sujet.

Au premier rang des indications du néo-méat se placent la nature, l'étendue, la multiplicité, etc., des rétrécissements, et l'inefficacité, démontrée par les récidives, du traitement chirurgical suivi.

1° La première catégorie de malades, chez lesquels nous conseillons le méat périnéal, sont les récidivistes des diverses uréthrotomies, uréthrectomies. L'insuffisance des traitements employés jusqu'alors (obs. II) est une indication de recourir à une autre intervention. La plupart de nos opérés étaient dans cette situation.

Il s'agit, ordinairement, de sujets de la classe ouvrière, négligeant la dilatation qu'ils sont incapables d'employer régulièrement.

Obligés de travailler constamment pour gagner leur vie, ils ne s'inquiètent pas de leur canal. Leur habileté n'est pas suffisante pour pratiquer eux-mêmes une dilatation méthodique. Celle-ci ne serait, du reste, pas exécutée avec des soins d'asepsie suffisants. Aussi ne viennent-ils à l'hôpital que, lorsque des accidents de rétention ou d'un autre genre, entravent, plus ou moins complètement, leur fonction urinaire.

Notre expérience hospitalière nous permet d'insister sur de tels détails, qui acquièrent une grande importance dans les résultats définitifs. Des idées, basées uniquement sur le raisonnement et la théorie, vont à l'encontre des faits journellement observés (obs. V).

OBSERVATION V

(X. DELORE, *Gazette hebdomadaire*, 4 mai 1899.)

Uréthrostomie périnéale pour rétrécissements blennorrhagiques, anciens et incurables, de l'urèthre, avec nombreuses fistules périnéales. — Insuccès des autres méthodes de traitement. — Guérison.

S... (Louis), cinquante-cinq ans, sculpteur sur bois, demeurant à Lyon, entre le 20 janvier 1899, Salle Saint-Philippe, dans le service de M. le professeur Poncet. Il est porteur de nombreuses fistules périnéales, consécutives à des rétrécissements uréthraux.

Cet homme, qui nie l'alcoolisme et la syphilis, avait contracté une blennorrhagie à l'âge de vingt-deux ans. Il ne prit aucun soin de son affection et, quelques années après, la miction devenait difficile. A diverses reprises, à l'occasion d'excès de boisson, il fut obligé de se sonder ou de se faire cathétériser, mais sitôt, la miction rétablie pour un temps, il ne s'occupait plus de son canal. La dilatation n'avait jamais été pratiquée.

A l'âge de trente-sept ans, il fit un séjour d'un mois dans un hôpital, pour un abcès périnéal, qui, dans la suite, parut guéri pendant un an environ.

De nouveaux abcès survinrent, à trois reprises différentes, jusqu'à l'âge de cinquante ans. Malgré différentes interventions, sur lesquelles le malade ne donne que des renseignements très vagues, plusieurs fistules persistèrent.

Convaincu de l'impuissance d'un traitement chirurgical, il prit le parti de rester dans cette situation. Jusqu'à l'âge de cinquante-cinq ans, c'est-à-dire pendant près de cinq ans, les urines s'écoulaient, pour la plus grande part, à chaque miction, par des fistules qui criblaient le périnée, le reste s'échappait, en bavant, par le méat uréthral.

S. entrait, dans cet état, à l'Hôtel-Dieu, au mois de novembre 1898, pour un traumatisme de l'avant-bras ayant déterminé des phénomènes paralytiques dans la sphère du radial et du cubital. Il sortit, du reste, sans amélioration appréciable de ces accidents, un mois après son entrée. Mais, il avait eu l'occasion d'entendre parler de l'uréthrostomie périnéale et d'en constater les heureux effets.

Le 20 janvier 1899, il se présentait de nouveau, à l'hopital, en réclamant une opération radicale, curatrice de ses fistules et de ses rétrécissements. Il ne croyait pas que les inconvénients de la miction périnéale pussent être comparés avec ceux qu'il éprouvait, depuis de nombreuses années.

On constatait alors l'impossibilité du cathétérisme. Au toucher rectal, la prostate était augmentée de volume. Le périnée était le siège de nombreuses fistules, à trajets tortueux, épaissis. Elles transformaient toute la région en un tissu lardacé, rempli de callosités, faisant une saillie très appréciable, entre les deux sillons génito-cruraux. La miction était difficile. Le malade était constamment souillé par le pus et les urines, qui faisaient issue par tous ces orifices à la fois. Les urines étaient troubles. Enfin, cet homme avait notablement maigri. Depuis quelques mois il souffrait, il ne digérait plus.

Le 23 janvier 1899, M. Poncet décida l'uréthrostomie périnéale, qui fut pratiquée par M. Delore. Une longue incision médiane conduisit sur les clapiers fistuleux, qui furent incisés, autant que possible, avec les callosités de voisinage. Le thermo-cautère fut promené sur tous ces tissus chroniquement enflammés.

L'urèthre bulbaire infranchissable fut alors recherché, sans conducteur, et découvert au-dessus des rétrécissements et des fistules. Sténoses multiples, étendues.

Sa paroi inférieure fut disséquée sur une étendue de 3 à 4 centimètres, et le canal fut sectionné perpendiculairement à sa direction. Le bout postérieur, après une mobilisation suffisante, fut fendu (8 à 10 mill.) sur sa paroi inférieure. Les lèvres en furent suturées à la peau par cinq points de fil métallique. La muqueuse et la peau arrivaient difficilement au contact, en raison de l'induration très accentuée des plans anatomiques. La partie supérieure de la plaie fut pansée à plat. Dans le bout postérieur de l'urèthre, on fixa une sonde à demeure.

Les suites furent des plus simples. La sonde à demeure était enlevée au bout de six jours. La cicatrisation de la partie supérieure de la plaie était achevée vingt jours après. Le malade quittait alors l'hôpital, en urinant très facilement par son méat périnéal. Les urines étaient plus claires, l'état général excellent.

S. a été revu le 10 avril, c'est-à-dire deux mois et demi après l'opération. Il est fort satisfait du résultat.

L'urèthre admet facilement une sonde n° 18, c'est dire qu'on peut aisément pratiquer des lavages vésicaux, nécessaires de temps à autre, chez un vieil urinaire, infecté de longue date. L'état général est bon. La miction, qui est satisfaite, naturellement sans incontinence, s'exécute dans la position accroupie, toutes les quatre ou cinq heures. Quant aux fonctions génitales, cet homme paraît, pour l'instant, n'en avoir nul souci.

Janvier 1900. — Nous n'avons pas revu cet opéré. Il est probable que l'amélioration a persisté, car il avait promis de revenir, si quelque accident survenait.

2° En second lieu, la nature même du rétrécissement, son épaisseur, son étendue surtout, peuvent rendre illusoire, ou impossible toute uréthrotomie.

Certains rétrécissements traumatiques avec destruction de l'urèthre, sur une grande longueur, réclament, tout particulièrement, l'uréthrostomie, lorsque malgré une ou plusieurs interventions sanglantes, destinées à reconstituer le canal, le malade s'est de nouveau rétréci, et passe à l'état d'urinaire vésico-rénal.

Il existe, en effet, au point de vue clinique, deux ordres de sténoses traumatiques de l'urèthre. La première catégorie de faits vise des ruptures simples, entraînant une section transversale du canal, sans autre complication, sans destruction du conduit. Chez de tels sujets, nous ne proposons pas le méat périnéal. Une uréthrotomie externe, une uréthrectomie avec suture ou avec uréthroplastie donne, dans ces conditions, une guérison souvent parfaite (A. Poncet, *De la résection de l'urèthre ou uréthrectomie dans certaines formes de rétrécissement. Congrès de chirurgie*, 1888).

Mais, dans une autre série de ruptures traumatiques (Voir les considérations anatomiques), il n'existe pas seulement une section de l'urèthre. Le canal est refoulé, contus, déchiré sur une grande longueur. Rapidement se produit une gangue cicatricielle, véritable tissu inodulaire, envahissant le corps spongieux, détruisant la muqueuse, sur une hauteur souvent considérable.

Immédiatement après l'accident, de tels désordres s'accompagnent, presque toujours, d'une infiltration urineuse, malgré l'application d'une sonde à demeure. Celle-ci, faisons-le remarquer en passant, ne crée pas à l'urine, une voie d'écoulement aussi efficace, que l'uréthrotomie externe.

Quel qu'ait été le traitement immédiat, une fois les accidents primitifs conjurés, peut-on espérer, en face de lésions aussi étendues, rétablir de toutes pièces, au milieu d'un tissu scléreux, inextensible, un conduit suffisamment perméable pour l'avenir? Il est telles conditions où cette conduite nous paraît illusoire. Le nouveau canal, formé entièrement de tissu cicatriciel, rétractile au plus haut degré, va de nouveau se rétrécir si la dilatation quotidienne, que le malade devra continuer jusqu'à sa mort, ne vient pas en maintenir le calibre, aussi difficilement obtenu que conservé.

L'uréthrectomie n'est pas toujours praticable dans ces canaux, avec grande épaisseur des tissus scléreux, et dans lesquels, la déchirure occupe encore une vaste surface. Nous l'avons tentée, maintes fois, avec plus ou moins de succès, après l'excision de la portion sténosée, et l'expérience nous a appris, ainsi qu'à la plupart des chirurgiens, qu'une uréthrectomie, dans laquelle on enlève plus de trois à quatre centimètres de l'urèthre, est une mauvaise opération.

Dans diverses interventions, nous avons dû également y renoncer, par suite de l'écartement trop considérable des deux bouts, qu'une suture ne pouvait pas affronter. Cette réunion, après l'uréthrectomie, fût-elle même praticable, il ne s'en formerait pas moins, au niveau d'elle, une bande, un anneau scléreux. Et cet anneau fibreux aura, sans cesse, une tendance rétractile. La nécessité de la dilatation, méthodique, fréquente, va donc s'imposer encore à ces opérés qu'il faudrait, à tout prix, guérir rapidement.

Ces considérations sur l'étendue des désordres uréthraux, suivis de fistules, de la production de masses,

scléreuses, lardacées, englobant le canal et le corps
spongieux, et nécessitant parfois la création d'un méat
périnéal, ne s'appliquent pas seulement aux rétrécissements traumatiques graves. Nous avons constaté,
ainsi que le prouvent nos observations, chez tous les
vieux rétrécis, anciens blennorrhagiens, que nous
avons uréthrostomisés, ces masses cicatricielles, au
milieu desquelles le canal semble perdu et introuvable.
Quand on les enlève par l'uréthrectomie, il persiste
entre les deux bouts, des écarts de 6 à 7 centimètres.

L'observation VI démontre la gravité de ces lésions
locales, caractérisées par une gangue cicatricielle et
inflammatoire, exsangue, occupant tout le tissu spongieux péri-uréthral.

Chez le malade en question (obs. VI), anesthésié
pour une uréthrotomie externe, nous résolûmes, dans
le cours de l'opération, d'exécuter une uréthrectomie, avec ablation des parties sclérosées. Finalement,
lorsque l'excision fut faite, l'écart des deux bouts était
tel qu'il était impossible de les rapprocher. L'uréthrectomie céda, par la force des choses, la place à
l'uréthrostomie périnéale. Le malade, qui était en
pleine infection urinaire, depuis longtemps déjà, guérit rapidement. Aujourd'hui, huit ans bientôt après
l'opération, il jouit d'une bonne santé et se déclare
« absolument satisfait ».

La plupart de nos uréthrostomisés se trouvaient
dans une situation plus ou moins semblable.

Ils étaient incurables avec les méthodes conservatrices, et leur état général sérieusement affecté récla-
mait une intervention rapide.

OBSERVATION VI

(A. Poncet, in *Thèse* Coignet, *loc. cit.*).

*Uréthrostomie périnéale pour rétrécissements blennorrha-
giques, multiples, étendus, provoquant depuis longtemps
des accès de fièvre urineuse. Dilatation dangereuse.
Guérison depuis huit ans. Opéré examiné récemment,
en novembre 1899.*

30 *mars* 1892. — M. C..., trente-cinq ans, employé de
commerce, souffre, depuis sept à huit ans, de rétrécissements de l'urèthre, d'origine blennorrhagique. Gêne de la
miction, envies plus ou moins fréquentes d'uriner, accès
fébriles, fréquents surtout depuis trois mois, à la suite de
cathétérismes répétés.

A la date du 28 mars, le malade, vu pour la première
fois par M. Poncet, se présente avec le cortège symptomatique habituel d'une infection urinaire aiguë. Pâle,
amaigri, la langue sale, pâteuse, il a eu plusieurs violents
frissons, et une température au-dessus de 40 degrés.

A l'examen local, en arrière du scrotum, induration
ligneuse, se prolongeant entre les branches ischio-pubiennes. L'exploration de l'urèthre, qui ne peut être
faite qu'après anesthésie, indique un premier rétrécissement à 9 centimètres environ du méat, laissant assez facilement passer une bougie n° 7; puis un second, au niveau
de la région bulbaire, celui-ci plus étendu. La bougie qui
ne peut le franchir, du reste, semble fortement étreinte,
sur une hauteur de 2 à 3 centimètres.

Les urines ont été, maintes fois, sanguinolentes. Les
dernières ont une forte odeur ammoniacale, et la bougie
introduite dans l'urèthre ramène un peu de pus.

Le diagnostic est donc : rétrécissements multiples,
étendus, avec induration inflammatoire post-scrotale,
et cystite infectieuse. Ajoutons que le malade s'est

plaint à diverses reprises de douleurs dans les reins.

M. Poncet juge une intervention urgente. Il se propose, *a priori*, de pratiquer une uréthrotomie externe. Mais le bistouri rencontre une masse scléreuse, lardacée, du volume au moins du pouce, dérobant un petit abcès, de la dimension d'un gros pois, au voisinage du bulbe. L'urèthre est difficilement découvert au milieu d'une gangue, cicatricielle, inflammatoire, et plus ou moins exsangue. Les lésions sont telles, non seulement dans le tissu spongieux péri-uréthral, mais du côté du canal, dont la muqueuse est rouge, épaissie, de consistance également scléreuse, sur une hauteur de 4 à 5 centimètres, que l'uréthrotomie externe doit céder la place à une uréthrectomie avec ablation de l'urèthre,. sur une hauteur qui paraît au moins de 6 centimètres, lorsque les deux bouts se sont écartés l'un de l'autre.

Convaincu, qu'avec une telle perte de substance, on ne peut, ainsi, du reste, qu'une tentative immédiate de ce genre le démontre, mettre en contact les deux bouts, et que, dans la suite, se produirait un rétrécissement cicatriciel étendu, d'une dilatation difficile et capable de provoquer les mêmes accidents, M. Poncet décide une uréthrostomie.

Il penche d'autant plus pour cette dernière opération, que chez cet opéré, atteint de cystite infectieuse avec crises fréquentes de cystalgie intense, on ne peut songer à laisser dans la vessie une sonde à demeure.

En arrière du rétrécissement, l'urèthre est trouvé élargi, notablement distendu. Il s'écoule un litre, au moins, d'urine fortement colorée, d'odeur putride et ammoniacale.

On place dans le bout postérieur, allant jusqu'à la vessie, une sonde de Pezzer, pour assurer l'écoulement de l'urine. Lavages de la vessie.

Suites opératoires. — Le soir même, la température est de 37°6, et le matin suivant, de 38 degrés. Les douleurs, provoquées par la sonde à demeure, sont tellement vives qu'on doit l'enlever et, dès lors, recourir, quatre fois, au moins, dans les vingt-quatre heures, pendant les premiers temps, à l'évacuation de la vessie par le cathétérisme.

Jusqu'au 7 avril, les cathétérismes furent assez laborieux, en raison de l'extrême irritabilité de la muqueuse prostatique. Plusieurs fois, par suite du spasme, il fallut recourir à un cathéter métallique pour pénétrer dans la vessie. Deux fois même, les douleurs furent telles et s'accompagnèrent d'un état nerveux si particulier, pâleur de la face, agitation, tremblement, etc., que l'on dut, pour achever le cathétérisme, faire respirer, à l'opéré, un peu d'éther.

Après chaque sondage, lavage vésical avec de l'eau boriquée. A partir du 9 avril, la miction se rétablit, et l'on se contente, dans les vingt-quatre heures, de deux cathétérismes avec lavage. Dès lors, M. C. put être considéré comme entrant en convalescence.

Résultats immédiats. — A partir de l'opération, la température ne s'éleva pas au delà de 38 degrés. Le malade n'eut plus de frissons et l'état de ses voies digestives s'améliora progressivement. Retour de l'appétit et des forces. En même temps, les urines devinrent plus claires. A la date du 29 avril, c'est-à-dire un mois après l'opération, l'état général était excellent, le malade commençait à sortir. Il urinait, à volonté, par son nouveau méat, et paraissait très satisfait de sa situation.

Résultats éloignés. — 9 *juin* 1893. — M. Coignet a revu M. C... qui se porte très bien. Il a repris son embonpoint d'autrefois et n'éprouve plus aucun malaise. Sa santé est parfaite.

La fonction urinaire s'accomplit régulièrement. M. C... urine quand il veut, il n'a pas d'envies plus fréquentes qu'à l'état normal et ses urines sont limpides.

M. Coignet lui a demandé s'il désirait voir se rétablir, par la verge, le cours de l'urine. Il a refusé catégoriquement toute opération restauratrice, préférant « mille fois » l'état de tranquillité où le laisse actuellement la fonction urinaire, au passé uréthral qu'il redoute, avec juste raison, et « qu'il connaît trop, par expérience ». Lorsqu'il veut, du reste, uriner dans la position debout, et non accroupie, qui est nécessaire avec un méat périnéal, il se sert d'une petite sonde molle, qu'il introduit facilement, et qui conduit le jet de l'urine.

La sensation pendant l'éjaculation n'est pas modifiée. M. C... fait observer « qu'étant célibataire et voulant le rester, il lui importe peu que le liquide spermatique n'arrive pas à destination ».

Novembre 1899. — Actuellement, sept ans et sept mois après l'opération, les résultats précédents ne se sont pas modifiés.

MM. Poncet et Coignet ont eu l'occasion de revoir à différentes reprises M. C..., sans que celui-ci leur accusât le plus léger malaise, et ne cessât d'être satisfait de son état. Nous avons nous-même revu le malade récemment (Nov. 1899). Sa santé générale est restée excellente depuis l'opération. Il n'a présenté aucun symptôme subjectif du côté des voies urinaires, de la vessie, en particulier. Urines claires.

La miction s'est toujours effectuée aisément et à volonté. C... a continué à se servir d'une sonde molle pour uriner debout. Il n'a pas fait subir d'autre dilatation à son méat périnéal.

Au point de vue génital, l'opération continue, pour lui, de ne pas présenter d'inconvénients. Son opinion à cet égard n'a pas changé.

L'uréthrostomie nous semble également indiquée dans certains rétrécissements multiples. Elle l'est encore davantage, lorsque le canal est diminué de calibre, et véritablement rétréci, sur toute sa longueur.

Nous avons observé plusieurs urinaires, chez lesquels cette particularité constituait une contre-indication des méthodes conservatrices.

La première fois que nous avons pratiqué la périnéostomie, nous nous sommes trouvé en présence d'un cas de ce genre. Il nous parut nécessaire de le traiter

par une opération différente des interventions habituelles.

La guérison opératoire fut rapide. Le malade est
mort, quelque temps après, à la campagne, très probablement de ses anciennes lésions rénales. Il était, du
reste, âgé, et prostatique en même temps que rétréci (obs. VII).

Il s'agissait d'un vieil urinaire infecté.

OBSERVATION VII

(A. Poncet, in *Thèse* Coignet, *loc. cit.*)

*Uréthrostomie périnéale pour rétrécissement infranchis-
sable de la région bulbaire de l'urèthre. Diminution de
calibre du canal sur une hauteur de plusieurs centimètres.
Hypertrophie prostatique.*

B..., cultivateur, à Loriol (Drôme), soixante-cinq ans,
entré à l'Hôtel-Dieu, salle Saint-Louis, le 9 mai 1891.

Les troubles de la miction datent de cinq ans, caracté-
risés par des envies plus fréquentes d'uriner, et une diminution considérable du jet de l'urine. Il y a cinq mois,
abcès urineux. L'exploration de l'urèthre révèle, au
niveau du bulbe, un rétrécissement, infranchissable avec
une bougie n° 5. Le canal paraît diminué de calibre dans
toute sa longueur. Avec une bougie à boule très fine, on
perçoit à différentes hauteurs, des brides cicatricielles,
qui se manifestent par des ressauts de la bougie. Le
14 mai 1891, large incision périnéale pour une uréthrotomie externe (A. Poncet).

L'uréthrotomie est pratiquée sans conducteur. Au niveau du bulbe, rétrécissement de 10 à 12 millimètres. Au-
dessous de lui, la muqueuse est épaisse, présentant, sur
une certaine longueur, de véritables bourgeons, qui dimi-
nuent d'autant la lumière du canal, dont la paroi, sur
une grande étendue, est plus que doublée d'épaisseur.

En raison de ces lésions locales diffuses, des troubles urinaires anciens, faisant redouter des altérations rénales, en tenant compte aussi, de l'âge du malade, de son hypertrophie prostatique, M. Poncet, qui avait depuis longtemps songé, chez certains rétrécis, à la création d'un méat contre nature, transforma l'uréthrotomie externe en uréthrostomie.

Résultats fonctionnels. — Les suites furent simples. Le malade quittait l'Hôtel-Dieu le 20 mai pour retourner chez lui. Quelques mois après, M. Poncet s'informa, auprè du Dr Chalamet (de Loriol), de l'état de son opéré. Ce médecin lui répondit « que B... était mort peu de temps après son retour de l'hôpital, que son méat périnéal fonctionnait bien, permettait une miction facile ». Le Dr Chalamet ne pouvait indiquer la cause de la mort, n'ayant pas vu B... dans sa dernière maladie.

Dans l'étiologie de ces rétrécissements d'origine inflammatoire, il est un facteur sur lequel nous appelons l'attention.

Tous les urèthres sont loin de se ressembler, comme dimensions, comme calibre. Il existe, à cet égard, de nombreuses variétés individuelles. Tel canal de petit calibre, en quelque sorte rétréci congénitalement dans toute sa longueur, est plus susceptible, sans doute, qu'un autre plus large, de donner naissance à une coarctation étendue, à un véritable rétrécissement total, ainsi que nous l'avons observé quelquefois.

Les dimensions du méat permettent de soupçonner le calibre du canal.

En 1881, nous avons insisté sur les rapports qui existent entre les diamètres de cet orifice et ceux de l'urèthre[1]. De nouvelles observations nous ont démon-

---

1. Sur un point nouveau de la pathogénie des rétrécissements de l'urèthre. A. Poncet, *Lyon médical*, 1881.

tré, qu'à un méat étroit correspondait, le plus souvent, un canal étroit, et, réciproquement, à un méat large, un canal large.

En pratique, cette observation a un corollaire. On doit redouter, chez les sujets à méat étroit, des rétrécissements, plus précoces, plus étendus, s'accompagnant de signes fonctionnels plus rapides, après un traumatisme ou une infection blennorrhagique. Le blennorrhagien à petit méat, doit s'attacher d'emblée, à prévenir le rétrécissement, et à recourir à la dilatation, dès la première menace de stricture.

Nous avons déjà dit, et nous n'insistons pas sur ce point, qu'il faut aussi rechercher, dans des différences de tissu, de constitution des éléments anatomiques, comme dans les différences de calibre de l'urèthre, l'explication chez les blennorrhagiens de certains rétrécissements. Car, toutes choses égales, comme acuité et durée de l'uréthrite, d'autres blennorrhagiens restent indemnes de lésions uréthrales.

3° A côté des sténoses récidivantes, à côté des destructions étendues du canal, irréparables, d'une façon définitive, par les procédés conservateurs de choix, nous rangerons, parmi les indications de la périnéostomie, les accidents graves du côté des voies urinaires supérieures.

Dans le cas d'urétéro-pyélo-néphrite ascendante, lorsque le malade doit être considéré comme un *noli me tangere*, on redoutera, particulièrement, l'effet malencontreux de manœuvres chirurgicales répétées, telles que cathétérismes fréquents, sonde à demeure, etc.

L'uréthrostomie est, alors, l'opération de choix, parce qu'elle met définitivement l'appareil urinaire au repos.

Il est, en effet, surabondamment démontré, que le moindre traumatisme du côté de l'urèthre, chez des sujets dont la vessie est infectée et distendue, devient un agent presque fatal, d'accidents redoutables, et trop fréquemment mortels.

Le devoir du chirurgien, ainsi que l'enseignait Thompson, à propos de prostatiques à lésions ascendantes, et comme nous l'avons démontré par la *cystostomie sus-pubienne*, consiste, pour lutter efficacement contre ces troubles urinaires graves, à laisser tout l'arbre urinaire au repos, à permettre un libre écoulement de l'urine.

Chez de tels sujets, « le mieux est souvent l'ennemi du bien ». En voulant conserver l'intégrité de la miction et de l'éjaculation normales, on court le risque de les voir succomber.

On se décidera, d'autant plus volontiers, à pratiquer l'uréthrostomie, qu'il s'agit, la plupart du temps, de malades, âgés et cachectiques.

Le côté urinaire ne saurait être mis en parallèle, dans ces conditions, avec le côté génital. Le rôle des vésicules séminales doit être relégué au second plan. Il faut, avant toute autre considération, rendre facile l'évacuation de la vessie. Les succès sont parfois surprenants, lorsqu'on suit cette conduite. Dans l'observation VIII, un homme de soixante-quinze ans, uréthrostomisé dans un état désespéré, en pleine pyélo-néphrite, a recouvré une santé parfaite. La mort est survenue sept ans après l'opération, à l'âge de quatre-vingt-deux ans.

OBSERVATION VIII

(*Thèses* COIGNET et LAPLANCHE.)

Rétrécissement, ancien, infranchissable, de l'urèthre. — Empoisonnement urinaire avec fièvre. — Pyélo-néphrite. — Hypertrophie prostatique. — Uréthrostomie. — Guérison. — Survie de sept ans.

M. Ch..., soixante-quinze ans, opéré le 5 décembre 1891 par M. A. Poncet. Plusieurs blennorrhagies entre vingt et trente ans, et depuis longtemps, gêne notable de la miction. A deux reprises, il y a dix ans, et il y a sept ans, rétention complète d'urine.

Depuis deux mois, M. C..., qui avait l'habitude de se sonder, ne peut y parvenir. Il éprouve des malaises divers, perte des forces, de l'appétit, troubles gastro-intestinaux, insomnies, etc.

Il a, de plus, de la douleur au niveau du rein gauche, qui ne paraît pas augmenté de volume. Depuis quelques jours, la miction est plus lente et plus difficile. Accès de fièvre, le soir surtout. Les urines sont nauséabondes. Elles contiennent beaucoup d'albumine, ainsi que du muco-pus, qui se dépose au fond du vase. État général mauvais. Cachexie urinaire.

A l'exploration, on trouve un rétrécissement infranchissable, siégeant au niveau du bulbe. Le cathétérisme est douloureux, fébrile, mal supporté.

Uréthrostomie, sans incidents, le 5 décembre 1891. Vessie rétentionniste. Écoulement d'une grande quantité d'urine, les dernières sont franchement purulentes. La sonde à demeure ne put être supportée. Cathétérismes et lavages vésicaux fréquents.

Dans les nuits qui suivirent, le malade eut encore des accès fébriles, qui semblaient coïncider avec l'absence de cathétérisme régulier, de lavage vésical.

Les urines restèrent pendant longtemps, troubles et purulentes, puis, avec des lavages méthodiques et réguliers, elles redevinrent claires, et les accidents généraux disparurent complètement.

Résultats éloignés. Juin 1893. — Actuellement, dix-huit mois après l'opération, la santé de M. Ch... est parfaite, il a engraissé, et il a repris sa vie habituelle. Les urines sont normales. La miction se fait à volonté, sans incontinence, dans la position accroupie, ou debout, avec un vase placé entre les cuisses.

Jusqu'à la fin de l'année 1898, l'état de M. Ch... fut des plus satisfaisants. Il présenta à diverses reprises, des crises de cystite, dont triomphèrent des cathétérismes fréquents, avec lavages vésicaux (Dr Orcel). Le méat périnéal fonctionnait normalement, et le passage de la sonde dans la vessie se faisait aisément.

A la fin de 1898, les douleurs vésicales devinrent plus vives et plus fréquentes, elles résistaient aux évacuations régulières, aux lavages répétés. Elles devinrent tellement intenses que M. Poncet dut pratiquer une cystostomie sus-pubienne pour triompher de cette cystalgie rebelle, et mettre l'appareil urinaire tout entier au repos.

L'opération fut pratiquée par M. Poncet avec l'assistance des Drs Orcel et Briau, le 28 janvier 1899. La vessie, à parois épaissies et enflammées, contenait trois calculs phosphatiques.

Le malade, que l'opération avait soulagé, succomba dix jours après, emporté par des accidents urinaires à marche aiguë.

Une telle observation établit l'utilité de l'uréthrostomie, comme opération d'urgence. Elle en montre les avantages immédiats et définitifs. Chez ce dernier opéré, la survie a été de sept ans.

4° Parmi les rétrécis, de quelque nature et de quelque étendue que soit la sténose, accompagnée, ou non, de lésions ascendantes, on rencontre des sujets qui ne supportent pas le cathétérisme. Ne pouvant dilater leur rétrécissement, ils sont dans l'impossibi-

lité de conserver un résultat acquis par une uréthrotomie.

Il en est même qui, après l'uréthrotomie, ne peuvent
garder une sonde à demeure, fût-ce vingt-quatre ou
quarante-huit heures. Des accès de fièvre urineuse, des
douleurs vives, continues, obligent bientôt à enlever la
sonde, lorsque le malade lui-même ne l'a pas arrachée. Il s'agit d'urinaires, éminemment irritables,
d'une susceptibilité spéciale. Toute opération conservatrice est donc, à peu près fatalement, suivie chez
eux d'une récidive.

Nous réservons à ces sténosés une place dans le
groupe des urinaires justiciables de la périnéostomie.

Le malade de l'observation IX, après les deux
uréthrotomies internes qu'il avait subies autrefois,
éprouvait des souffrances atroces et des accès de fièvre
répétés, dès qu'on essayait de le cathétériser.

Ce seul souvenir l'épouvantait. Il est guéri par l'uréthrostomie, « qu'il aurait voulu subir plus tôt ».

Le résultat est parfait depuis sept ans et demi.

OBSERVATION IX

(*Thèse* COIGNET, continuée.)

*Uréthrostomie périnéale pour rétrécissement infranchis-
sable de l'urèthre, ayant résisté à deux uréthrotomies
internes. — Intolérance pour les sondes. — Guérison
depuis sept ans et demi. — État général et local parfaits. — Malade revu en janvier 1900.*

J... (Théodore), cinquante-deux ans, graveur, est entré
le 15 juin 1892, salle Saint-Martin, n° 1. Service de
M. A. Poncet.

A eu plusieurs blennorrhagies dans sa jeunesse, et fit de nombreuses injections. Premières difficultés pour uriner, il y a treize à quatorze ans.

Uréthrotomie par le professeur Guyon, remontant à onze ans. Le malade put passer une sonde n° 20 et parut guéri après cette opération ; mais ayant négligé de se sonder, il subit, il y a trois ans et demi, une nouvelle uréthrotomie interne ; à ce moment, fréquents accès fébriles. Chaque cathétérisme s'accompagnait de fièvre, de frissons, et rapidement l'état général s'altéra.

J. pouvait encore passer, à grand'peine, un n° 5 ou 6, et uriner en faisant des efforts violents et douloureux.

État général de plus en plus mauvais. Fièvre continue. Le malade vient à l'Hôtel-Dieu. A son entrée, on essaie vainement de passer un n° 4. Accès répétés de fièvre urineuse.

Opération, 16 juin. — Incision périnéale. M. Poncet arrive sur le canal qu'il trouve induré, rétréci, sur une longueur de trois à quatre centimètres. Sclérose périuréthrale étendue. Uréthrostomie, sonde à demeure dans le bout postérieur. Lavage boriqué de la vessie.

18 juin. — La température, à midi, monte à 40°9. État général grave, sueurs profuses. A 7 heures du soir, on enlève la sonde à demeure, on fait un lavage boriqué et on donne 1 gramme de sulfate de quinine. Lavage à minuit.

19 juin. — Le malade va un peu mieux.

21 juin. — Il peut uriner sans douleur. La température est tombée. L'état général devient meilleur.

5 juillet. — Miction, normale, indolente, par le néoméat. État général excellent. J... très content ; marche sans peine, sans fatigue, il demande à partir.

Résultats éloignés. — Le malade a été revu depuis (novembre 1892) par le Dr Rivière. Il raconte « avoir coïté plusieurs fois depuis son opération ; les sensations étaient les mêmes que par le passé ; l'éjaculation se faisait par le méat artificiel, ce qui, pour lui, en raison de certaines considérations spéciales, était une circonstance favorable ».

9 juin 1893. — Il y a un an que J... a été opéré. Revu

par M. Coignet, il a considérablement engraissé, il a
« repris ses forces de vingt ans ». Il considère la miction dans la station accroupie comme peu ennuyeuse.
Pas d'envies plus fréquentes d'uriner qu'à l'état normal.
Il oppose un refus formel à toute proposition de rétablir la miction par l'extrémité de la verge. Il se trouve

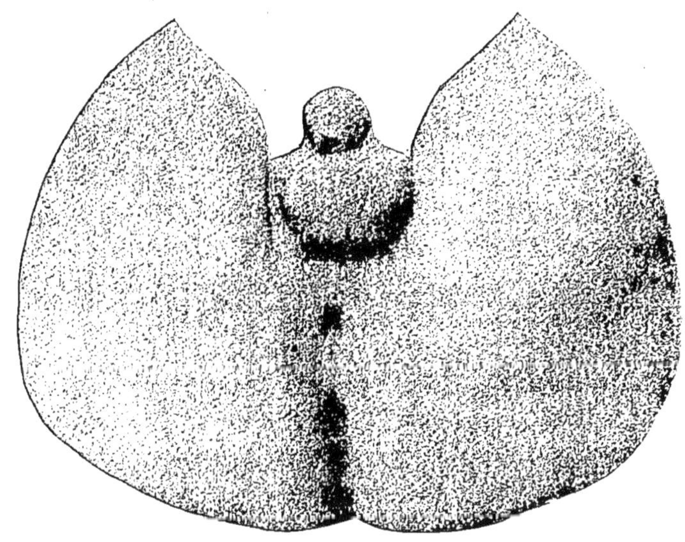

Fig. 10. — Méat périnéal datant de sept ans et demi.
Uréthrostomie pratiquée le 15 juin 1892 (J. Théodore, observation IX).

très bien ainsi, à l'abri de tout accident, il ne veut, « à
aucun prix, changer l'état de choses actuel ».

*Novembre 1899. — Nous examinons J. T. sept ans et
huit mois après son uréthrostomie.*

Son état général est excellent. L'état local de son appareil urinaire n'est pas moins bon, et n'a pas cessé de
l'être depuis l'intervention. J. dilate son nouveau méat,
tous les huit jours, avec une sonde n° 13.

Il est très content de sa situation. « Il ne regrette
qu'une chose, c'est de n'avoir pas subi plus tôt l'uréthrostomie périnéale ». (Thèse Laplanche, *loc. cit.*)

1ᵉʳ *février* 1900. — Même état satisfaisant.

5° Les rétrécissements ne constituent pas les seules indications de la périnéostomie. D'autres lésions locales la nécessitent, lorsque la muqueuse uréthrale, par exemple, a été détruite sur une grande étendue.

Dans certains cas de lésions tuberculeuses uréthro-prostatiques, dont l'ablation entraînerait une destruction étendue de la muqueuse, on établira un néo-méat périnéal. Cette opération, en mettant le canal au repos, en faisant cesser les troubles de la miction, aidera, à la guérison radicale de la bacillose locale.

Nous ne saurions trop insister sur le bénéfice qu'en ont retiré les sujets des observations X et XXV.

D'une manière générale, quelles que soient les lésions, nous estimons, en effet, que le chirurgien devra toujours songer à l'uréthrostomie périnéale, avant de recourir à une amputation du pénis.

Lorsque le malade refuse une telle opération, qui parfois, peut paraître urgente, la création d'un méat artificiel deviendrait la meilleure opération palliative, la plus apte à atténuer les symptômes déjà existants, et à retarder l'évolution des lésions. La dérivation urinaire favorise, en effet, la cicatrisation des ulcérations, en dehors même de tout traitement direct.

Dans la tuberculose uréthrale, la périnéostomie agit de deux façons : elle remédie aux troubles de la miction, elle soustrait les lésions bacillaires aux irritations répétées de l'urine.

Chez l'un de nos opérés (obs. X), atteint de tuberculose uréthrale, nous avions constaté, pendant les tentatives d'ablation et de destruction des fongosités, que la muqueuse s'enlevait sous forme de larges lambeaux. L'étendue, la profondeur de ces désordres locaux sem-

blaient indiquer l'amputation du pénis. Mais, en raison
de l'âge du malade, nous pratiquâmes l'uréthrostomie.
Deux mois après, l'opéré quittait le service, guéri
de sa tuberculose pénienne, urinant facilement par
son nouveau méat, et conservant une verge dont les
érections sont normales. Plus de sept ans après l'opération, ce jeune homme est actuellement en excellente
santé, très satisfait de sa situation.

OBSERVATION X

(Thèse LAPLANCHE, *loc. cit.)*

*Tuberculose uréthrale et pénienne diffuse. Uréthrostomie
périnéale avec destruction des fongosités. Guérison depuis
plus de sept ans. Etats général et local parfaits. Malade
revu en novembre 1899.*

P..., dix-huit ans. Entre le 5 octobre 1892 à l'Hôtel-
Dieu de Lyon. (Salle Saint-Philippe, service de M. A.
Poncet.)

Bronchite l'année dernière. En avril, augmentation du
volume de la verge et écoulement, autour du prépuce et
par le méat, de pus mélangé à de l'urine. Douleurs vives
pendant la miction. Nie tout chancre et tout rapport sexuel.

La tuméfaction augmentant ainsi que les douleurs, P...
se décide à venir à l'hôpital, où l'on fait le diagnostic de
tuberculose pénienne, diagnostic vérifié, du reste, par inoculation positive, pratiquée sur des cobayes.

Tuméfaction de la verge, depuis le scrotum jusqu'au
méat. Le gland est découvert en avant. Il existe de la
balanite; le prépuce est épaissi. Suintement purulent par
le canal, et au niveau de la rainure préputiale. Pénis en
battant de cloche. Le malade étant anesthésié, on a de la
peine à ramener le prépuce en arrière.

On voit à gauche, près de la rainure, une ulcération
grisâtre, de la dimension d'une grosse tête d'épingle, par

où l'urine s'échappe pendant la miction. A son voisinage, cicatrice du volume d'un petit pois.

A partir du gland jusqu'au scrotum, le pénis a doublé de volume. Il donne la sensation d'un gros chancre induré sous-préputial. Sur le dos de la verge, sensation de fluctuation.

Une bougie n° 14 est serrée. Lorsqu'on la fait pénétrer dans le canal, elle bute en divers points, comme si elle rencontrait des ulcérations.

Opération le 6 octobre 1892. — Incision de l'abcès du dos de la verge. Issue d'une cuillerée à café d'un pus, séreux, grumeleux. En prolongeant l'incision, on constate que les corps caverneux, l'urèthre, sont complètement entourés par une couche de fongosités mollasses. On abrase de petits foyers caséeux, que l'examen histologique a bien démontré être de nature tuberculeuse. Le tissu spongieux péri-uréthral n'est plus qu'une masse fongueuse. Le canal est représenté par une muqueuse ulcérée, tomenteuse, d'un rouge vineux, très friable. Elle se déchire à la plus légère traction des pinces.

Quand on essaie avec la curette d'enlever les masses fongueuses, la muqueuse est fatalement dilacérée. Ces lésions tuberculeuses, dont le point de départ paraît être des ulcérations de même nature, occupant l'urèthre antérieur, nécessite le raclage et la destruction au fer rouge. Dans ces manœuvres, le canal ne peut être respecté et M. Poncet le sacrifie de parti pris, poursuivant cette tuberculose pénienne jusqu'à ses limites, c'est-à-dire, jusqu'à la face postérieure du scrotum. Le gland et les corps caverneux sont indemnes.

L'étendue, la profondeur des lésions semblaient donc devoir nécessiter l'amputation du pénis, mais en raison de l'âge du sujet et des services que peut lui rendre un organe même écourté, M. Poncet pratiqua l'*uréthrostomie*.

Deux mois après, la malade quittait le service, guéri de sa tuberculose, urinant, à volonté, par son nouveau méat.

Résultats éloignés. 1ᵉʳ *juin* 1893. — Nous devons à l'obligeance du Dr Dumarest (de Voiron) des renseignements sur l'état actuel de cet ancien opéré. Il a bien voulu aller le voir, à la campagne, et voici ce qu'il nous écrit : « Ce jeune homme, dont l'état général est bon et florissant, a présenté, depuis trois mois, une ulcération tuberculeuse de la cuisse droite, qui est en voie de guérison.

« Quant au pénis, la cicatrisation est maintenant absolument complète, l'urine est tout entière évacuée, facilement, et avec un jet suffisant, par le méat artificiel. Rien ne passe par le méat normal.

« Le méat contre nature est une fente antéro-postérieure d'environ un centimètre. Le travail cicatriciel a rétracté la peau, de telle façon que le méat se trouve au niveau de la naissance du scrotum. Le pénis est raccourci à sa face inférieure. L'opéré est très satisfait de la façon dont fonctionne son nouveau méat. »

Novembre 1899. — « Nous venons de revoir P..., plus de *sept ans après l'opération.* C'est un jeune homme d'apparence vigoureuse, quoique d'un tempérament lymphatique. Il offre presque le type du blond vénitien.

Depuis l'opération, il a présenté une ulcération tuberculeuse de la cuisse droite, depuis longtemps cicatrisée, et une pharyngite granuleuse, qui a cédé à des cautérisations. Pas d'autres manifestations tuberculeuses.

Actuellement, son état général est parfait. Il n'accuse pas le moindre malaise. L'auscultation des poumons ne nous permet pas de déceler l'existence de lésions en évolution. D'ailleurs, le malade n'a présenté, depuis l'opération, ni toux, ni expectoration. Cependant P..., durant l'enfance et la puberté, a offert des signes très nets de tuberculose pulmonaire : bronchite à répétition, amaigrissement, fièvre vespérale, accès d'asthme symptomatique, etc. Ces accidents pulmonaires ont totalement disparu depuis la guérison de sa tuberculose locale. Depuis trois ans environ, le sujet s'adonne au chant d'une façon régulière, sans avoir éprouvé la moindre gêne du côté de son appareil respiratoire.

Localement, le néo-méat s'ouvre au niveau même du

scrotum, à près de dix centimètres en avant de l'anus. C'est, à proprement parler, un |méat scrotal. Il offre l'aspect d'une fente, allongée dans le sens antéro-postérieur, et circonscrite, de chaque côté, par un léger repli mucocutané, ce qui lui donne assez bien une apparence vulvaire. L'orifice est large, il admet presque l'extrémité du petit doigt, et n'a jamais présenté la moindre tendance rétractile : jamais le malade n'a eu besoin de le dilater. Cette absence de rétraction cicatricielle est due, vraisemblablement, à ce que l'urèthre a été abouché à la peau très lâche du scrotum. Un autre avantage résulte pour le malade de la situation spéciale du méat artificiel ; il lui est possible d'uriner debout, comme dans les conditions normales. En soulevant les bourses, il attire son méat en haut et en avant, et les urines sont projetées en décrivant une courbe.

Le malade n'a jamais présenté la moindre incontinence. Il urine, quatre à cinq fois, par vingt-quatre heures. Toutes les urines passent par l'orifice artificiel.

Presque toute la face inférieure du pénis est cicatricielle, ce qui a gêné les premières séances de coït, en donnant à la verge une légère forme arquée. Mais, peu à peu, la cicatrice s'est assouplie, et l'intromission de la verge est devenue facile. Les érections sont normales.

Le malade est très content de sa situation. Il apprécie tout particulièrement l'amélioration de son état général. Son passé maladif, ses propres antécédents tuberculeux avaient fait craindre pour sa vie aux personnes de son entourage, au médecin même qui l'avait soigné. P... ne doute pas qu'il doit à l'opération sa parfaite santé actuelle. » (Thèse Laplanche, *loc. cit.*)

Quant à la destruction étendue de l'urèthre, par un traumatisme, ou par un corps étranger, elle demande également la création d'un méat définitif.

La lecture de l'observation I fera comprendre, mieux qu'une discussion, comment la gravité des lésions locales et de l'état général sont une indication de mise au repos complet du canal et de l'arbre urinaire. Prétendre conserver un canal, dans de pareilles conditions, ne serait pas seulement une illusion. Une telle tentative risquerait encore de compromettre la vie du malade.

Nous émettons enfin, à un point de vue uniquement théorique, car nous ne possédons pas d'observations de ce genre, l'indication de la périnéostomie dans certains cas de cancer du pénis. L'amputation est évidemment le traitement de choix. Mais le malade s'y refuse-t-il, la création d'un méat périnéal, à titre palliatif, atténuerait la marche du néoplasme, les douleurs, les complications urinaires? La dérivation de l'urine parerait à l'irritation incessante de la surface néoplasique, par des urines, le plus souvent septiques.

Nous rappellerons, du reste, dans le même ordre d'idées, que Montaz (de Grenoble) a proposé (*Gazette des hôpitaux*, 27 août 1889, Paquier, Thèse de Montpellier, 1888), pour éviter toute irritation de la cicatrice par le contact des urines, après l'amputation de la verge, d'aboucher l'urèthre en arrière de la plaie, au niveau du périnée. Il s'agit alors d'une *uréthrostomie périnéale préliminaire*, comparable à l'*anus iliaque préliminaire*, recommandé dès 1883 par M. Pollosson, dans la cure radicale du cancer du rectum.

Cet établissement du néo-méat favorise l'asepsie de la future plaie opératoire, et partant, une guérison plus certaine et plus rapide.

Dans l'étude des indications opératoires, à propos de la tuberculose et du cancer, nous précisons la question.

L'uréthrostomie ne rendra des services que dans

les lésions limitées à la région pénienne, au-dessous
de l'obstacle.

Si, à la rigueur, une tuberculose de l'urèthre postérieur peut encore bénéficier d'un méat périnéal, il est
certain que dans le cancer prostatique, par exemple,
il faut établir une voie de dérivation urinaire sur la
vessie elle-même.

La cystostomie sus-pubienne remplit un but, que ne
saurait atteindre l'orifice uréthral.

Dans notre livre récent (A. Poncet et X. Delore,
*Traité de la cystostomie sus-pubienne chez les prosta-
tiques. Applications de cette nouvelle méthode aux diverses
affections des voies urinaires*, Paris, Masson, 1899), nous
en avons fait ressortir les indications et les avantages.

6° La coexistence, chez un rétréci, d'une hypertrophie prostatique n'est pas une contre-indication de
périnéostomie. Cette association devient même une
raison nouvelle d'intervenir. L'opération, du même
coup, met fin aux complications du rétrécissement, et
permet de lutter efficacement contre les accidents
d'origine prostatique.

Grâce à la facilité des cathétérismes, grâce aussi
à la brièveté, et à la rectitude relative du conduit urinaire, la vessie reprend plus aisément sa tonicité, qu'elle
avait perdue sous l'influence du double obstacle prostatique et sténosant. La cystite s'améliore, le résidu
vésical est moins considérable. La décongestion vésicale peut ainsi retarder l'évolution d'une hypertrophie
prostatique. On sait, en effet, quelle action défavorable
exercent, l'une sur l'autre, l'hypertrophie de la prostate
et la rétention urinaire.

Mais une remarque est ici indispensable. L'uréthros-

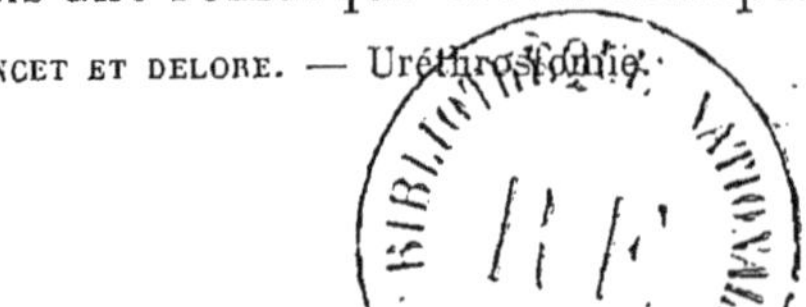

tomie s'applique aux rétrécis prostatiques, chez lesquels les accidents de sténose sont prépondérants. Elle ne convient pas, elle doit céder la place à la cystostomie sus-pubienne, toutes les fois que des accidents graves, relevant de l'hypertrophie prostatique, mettent en jeu la vie du malade.

Théoriquement, la distinction n'est pas nettement tranchée comme indications opératoires. Elles restent un peu vagues.

Au lit du malade, le chirurgien pose plus aisément une indication, suivant l'origine des accidents, leur nature, leur gravité, leur siège, etc. :

Dans l'observation XI, un vieillard de soixante-douze ans, prostatique et rétréci, a été très amélioré par le méat périnéal.

Les accidents du rétrécissement primaient chez lui les troubles d'origine prostatique. Ceux-ci avaient favorisé l'apparition de la rétention et de l'infection. La périnéostomie permet, actuellement, à cet opéré, de vider sa vessie par des cathétérismes, qui étaient impossibles auparavant.

OBSERVATION XI

(X. Delore. *Gazette hebdomadaire*, 1899.)

*Rétrécissements de l'urèthre, ayant déterminé des phéno-
mènes de rétention et d'infection vésicales, à la suite
d'une hypertrophie prostatique au début. Dilatation difficile et dangereuse. Inefficacité des lavages. Uréthrostomie périnéale. Guérison de l'infection. Cathétérismes
faciles.*

J. C..., soixante-douze ans, de Villefranche, entre à l'Hôtel-Dieu, envoyé par M. le Dr Lassalle, le 10 juillet 1899, salle Saint-Philippe. Service de M. A. Poncet.

Blennorrhagie remontant à quarante-cinq ans. Il y a quinze ans, phlegmon périnéal. Pas de dilatation consécutive, le malade a, néanmoins, continué d'uriner assez facilement.

En 1897, apparurent nettement des difficultés mictionnelles, qui allèrent s'accentuant progressivement, pour devenir considérables depuis six mois. A partir de cette époque, urines sales, amaigrissement, troubles digestifs, etc.

A l'examen : état cachectique, teint jaunâtre des urinaires. Température légèrement élevée le soir. Urines très troubles, avec dépôt abondant. Envies fréquentes d'uriner. Les mictions sont douloureuses, très pénibles et très longues. En outre, uréthrite d'origine cathétérienne.

Par le toucher rectal, on constate une grosse prostate, uniforme, et une rétention incomplète dans le bas-fond de la vessie.

On parvient, non sans difficultés, à pratiquer le cathétérisme. La bougie à boule décèle un rétrécissement de 2 à 3 centimètres, au niveau du cul-de-sac bulbaire. La dilatation est assez rapidement poussée jusqu'au n° 15 : elle détermine, cependant, quelques légères uréthrorrhagies. On profite de cette dilatation pour pratiquer pendant dix jours des lavages vésicaux à l'acide borique et au nitrate d'argent. Mais la vessie est atone, elle se vide mal, et ni la dysurie sénile, ni l'infection, présentées par le malade, ne cèdent à l'emploi régulier et répété des lavages antiseptiques.

Devant cette insuffisance des moyens employés, on propose au malade l'uréthrostomie périnéale. En toute connaissance de cause, et connaissant d'ailleurs un malade qui a subi cette intervention, il accepte l'opération.

Le 22 *juillet* 1899, *uréthrostomie* pratiquée par M. Delore, suivant le procédé habituel : sonde à demeure, 6 fils métalliques.

On explore la vessie qui ne contient pas de calcul. En avant du nouveau méat, sur une longueur de six à sept centimètres, callosités dues à un état inflammatoire chronique du tissu spongieux péri-uréthral.

30 juillet. — Les urines se sont très rapidement clarifiées, l'état du malade est excellent, la température normale. Les fils ont été enlevés au bout de cinq jours, la sonde à demeure le quatrième jour. Le néo-méat est facile à cathétériser.

Détail à noter : tandis qu'au niveau de l'orifice artificiel, la plaie est sèche, en |voie de cicatrisation, on constate, au pourtour de l'urèthre antérieur, la persistance de phénomènes inflammatoires, dus à l'évolution des anciens foyers de péri-uréthrite. On pratique le débridement de ces tissus indurés, atteints d'inflammation et de suppuration chroniques. Ablation, avec les ciseaux et les pinces, de quelques callosités.

Le malade part guéri, le 30 août.

13 *novembre* 1899. — Il nous écrit, à cette date, qu'il va relativement bien. Il se plaint cependant de quelques maux d'estomac et de diarrhée. Mictions toutes les deux heures. Les urines sont à peu près claires. Le malade se sonde lui même sans aucune difficulté. La sonde ramène quelquefois un léger dépôt.

Pas de lavages vésicaux qui avaient été, cependant, conseillés, et qui sont des plus indiqués.

Toutes les urines passent, facilement et uniquement, par le méat périnéal.

Le malade est content de sa situation actuelle, la préférant, de beaucoup, à son état passé.

Peut-on, chez les prostatiques purs, en dehors de toute lésion pénienne, obtenir par l'uréthrostomie, des résultats tels que nous puissions l'envisager comme une méthode de traitement de l'hypertrophie prostatique, en général? Nous nous sommes occupés, il y a quelques années, de cette question (A. Poncet, « Méat hypogastrique et méat périnéal. » *Semaine médicale*, novembre 1895).

Nous rappelerons simplement, à l'occasion d'accidents graves de rétention et d'infection chez les prostatiques, qu'il ne saurait être question de périnéostomie, pas plus que de la boutonnière périnéale de Thompson.

Il faut appliquer à de tels empoisonnés, un traitement tout autre, ouvrir la vessie par la cystostomie sus-pubienne. Le drainage est plus efficace, la mise au repos de l'appareil urinaire plus complète.

Mais, l'uréthrostomie ne conviendrait-elle pas à certaine catégorie d'urinaires ?

Un prostatique, par exemple, dont le cathétérisme est laborieux ou difficile, ne retirerait-il pas des avantages de la création d'un méat périnéal, alors que les accidents infectieux ne sont pas immédiatement menaçants ? L'indication est évidemment tout autre que chez les rétrécis. Le but que l'on recherche par le néo-méat est d'arriver plus facilement, par le cathétérisme, dans la vessie. C'est encore avec le méat hypogastrique que le méat périnéal doit être mis en parallèle.

A priori, si la périnéostomie permet de lutter efficacement contre les accidents prostatiques, elle doit être préférée, puisque de tels opérés sont, d'une façon certaine, à l'abri de l'incontinence. Elle faciliterait, sans doute, les cathétérismes. Elle améliorerait probablement l'infection vésicale au début.

Coignet a rappelé, dans sa thèse, quelques recherches personnelles d'ampithéâtre, destinées à juger, dans quelle mesure, la création d'une ouverture uréthrale au périnée, favorisait le cathétérisme chez les prostatiques.

En utilisant la sonde à grande courbure de Gely, il rencontra, sur tous les cadavres de vieillards qu'il sonda, des difficultés qu'il put, du reste, surmonter. Pratiquant alors une boutonnière périnéale, se rapprochant, autant que possible, du bec de la prostate, il fut surpris de la facilité avec laquelle il introduisait dans la vessie, une sonde presque droite, une sonde de femme, par ex.

Ces expériences d'amphithéâtre qui ne peuvent avoir une valeur décisive, sont corroborées par les résultats que nous avons obtenus dans certains cas de rétrécissements, compliqués d'hypertrophie prostatique (obs. VIII, XI).

En somme, l'uréthrostomie peut, chez certains prostatiques, non infectés, rendre des services. Elle simplifie, elle rend facile le cathétérisme, lorsqu'il est difficile, douloureux, dangereux, par la voie pénienne.

CHAPITRE V

STATISTIQUE. RÉSULTATS.

Les observations, qui forment la base de notre travail, sont au nombre de vingt-cinq.

Elles ont été consciencieusement réunies, contrôlées, soit par nous, soit par le Dr Laplanche, aujourd'hui médecin stagiaire au Val-de-Grâce. Elles nous donnent des éléments complets de sincérité et d'exactitude, puisqu'elles rapportent l'histoire de tous les urinaires qui, à notre connaissance, ont été uréthrostomisés.

Sur le plus grand nombre des opérés, nous avons eu la rare bonne fortune d'obtenir des renseignements, à des dates suffisamment éloignées, pour pouvoir apprécier les résultats définitifs de l'uréthrostomie. Ils ont été suivis jusqu'à leur mort ou jusqu'à l'heure actuelle. Deux seulement ont été perdus de vue, quelques mois après l'intervention. Les recherches, pour les retrouver, ont été vaines.

La plupart de nos observations concernent des malades périnéostomisés dans notre Clinique. Les autres sont dues à la pratique de nos collègues, ou élèves, MM. Pollosson, Jaboulay, Rollet, Rochet, Curtillet, Coignet, Delore.

L'uréthrostomie, si l'on se reporte aux travaux parus sur ce sujet, ne semble pas avoir franchi le domaine de la chirurgie Lyonnaise. Ce faisceau d'observations forme ainsi une série plus homogène, car elles ont été relevées par un petit nombre de chirurgiens, et dans le même milieu.

Au point de vue des lésions qui ont nécessité l'opération, nous répartissons les malades de la manière suivante :

A. — *Dix-neuf étaient des rétrécis incurables.*

Parmi ceux-ci, nous distinguerons :

1° *Ceux qui présentaient, en même temps, des lésions plus ou moins avancées, de l'appareil urinaire.*

2° *Ceux qui étaient atteints, simultanément, d'une hypertrophie prostatique.*

B. — *Deux étaient atteints de tuberculose génitale, avec lésions bacillaires diffuses de l'urèthre et du pénis.*

Que sont devenus ces malades au point de vue vital ?

Deux, nous l'avons dit, ont été perdus de vue, quelque temps après l'opération, soit onze mois (obs. XII), et quinze mois (obs. XIII).

Ces laps de temps représentent respectivement, pour chacun de ces opérés, un minimum de survie. La dernière fois que nous avons eu de leurs nouvelles, ils étaient en excellente santé.

OBSERVATION XII

(*Thèses* Coignet et Laplanche, *loc. cit.*)

Uréthrostomie périnéale pour rétrécissement de l'urèthre, compliqué d'infiltration urineuse, chez un vieillard de soixante-treize ans. Guérison immédiate, et prolongée pendant onze mois. A cette date, le malade a été perdu de vue. Le résultat était alors excellent.

G... A..., soixante-treize ans, entre salle Saint-Philippe, le 30 août 1892. Service de M. A. Poncet.

Nie toute blennorrhagie, jamais de traumatisme ni d'hématurie.

Il y a une quinzaine d'années, première gêne pour uriner. Puis, au bout de trois ans, le malade vient à l'hôpital de la Croix-Rousse, où M. Poncet lui fit une uréthrotomie externe. Guérison rapide.

L'année dernière, en janvier 1891, il entra à l'Hôtel-Dieu, où on lui mit une sonde à demeure. Amélioration au bout d'un mois. Il y a un mois environ, apparition d'une fistule périnéale.

A son entrée, phlegmon urinaire. Rétrécissement infranchissable, au niveau du bulbe. Urines albumineuses. Cathétérisme s'accompagnant de fièvre. Incision du phlegmon périnéal, remontant sur la paroi abdominale. Contre-ouverture sus-pubienne, par laquelle on fait passer un drain, qui descend en avant de la symphyse, pour ressortir par le périnée.

On agrandit simplement la fistule urinaire, par laquelle on met une sonde à demeure. Pendant quelques jours, l'état général est mauvais, puis il s'améliore légèrement; mais les plaies se cicatrisent mal. Persistance des fistules périnéale et sus-pubienne.

Uréthrostomie le 30 *septembre.* — M. Poncet intervient de nouveau, et pratique l'uréthrostomie. Urèthre postérieur, rétréci, fongueux sur 3 à 4 centimètres de hauteur. La section porte en plein rétrécissement, un peu au-dessus du bulbe. Sclérose péri-uréthrale étendue.

L'urine, dès lors, ne s'écoule plus par les orifices, en pomme d'arrosoir, mais sort par le nouveau méat. Miction indolente. Dans la suite, urines claires. L'état général est bon. Quitte l'hôpital, peu de temps après l'opération.

Résultats éloignés, 15 juin 1893. — Le malade, revu par M. Coignet, a repris son travail comme autrefois. Il peut « *faire sa journée* » sans aucune fatigue, son urèthre ne le préoccupe plus. Urines claires. Le néo-méat a de la tendance à se rétrécir. On conseille à G. de se sonder, et cela d'autant plus volontiers, qu'il est prostatique. Cathétérisme très facile.

Depuis la date précédente, G. a été perdu de vue. Nous n'avons pu savoir ce qu'il était devenu.

OBSERVATION XIII

(*Thèse* Coignet.)

Uréthrostomie périnéale pour rétrécissements blennorrhagiques, avec fistules périnéales; pyonéphrose. Résultat au bout de quinze mois. Amélioration considérable de la pyurie, et guérison des troubles de la sténose.

B... (Joseph), quarante-six ans, salle Saint-Philippe, n° 3. Service de M. A. Poncet.

A eu une blennorrhagie à vingt-cinq ans, étant au service militaire.

Depuis quinze ans, première diminution du jet de l'urine, sans autres phénomènes. Depuis dix ans, accidents de rétention et de cystite. Jet filiforme et souvent goutte à goutte, efforts et souffrances à chaque miction.

Urines troubles, épaisses, légèrement purulentes. Pollakiurie, miction quinze à vingt fois par jour. Le malade se sonde depuis cinq ans. A eu plusieurs accès de fièvre urineuse, sans grand retentissement sur son état général. En 1890, sa santé s'altéra, et il se décida à entrer à l'Antiquaille, dans le service de M. Cordier, où il subit une uréthrotomie externe.

Pendant un an, disparition plus ou moins complète des accidents urinaires, miction plus facile. Puis, le cortège des premiers accidents urinaires réapparaît, plus intense; même pollakyurie diurne et nocturne, jet goutte à goutte.

Depuis six mois, B... ne peut plus se sonder, son état général est devenu mauvais; il a maigri, a de la fièvre, des frissons, des vomissements. Teint jaune, cachectique.

On peut à peine passer un n° 12. Trois rétrécissements appréciables, le plus serré est près du bulbe, où l'on est arrêté. Rétrécissement infranchissable à ce niveau.

Il existe une petite fistule périnéale, à 6 centimètres au-devant de l'anus, d'où s'échappent quelques gouttes d'urine pendant les efforts de la miction; elle est entourée de tissus indurés, épaissis par l'inflammation chronique.

Urines purulentes, alcalines; ni sucre, ni albumine.

Uréthrostomie le 18 *mars* 1892. — Rétrécissement de 12 à 15 millimètres, tissu spongieux sclérosé. Canal déformé, rétréci, lésions au-dessus de la sténose bulbaire. Section de l'urèthre au milieu du rétrécissement. Abouchement du bout postérieur; pas d'hémorrhagie. Le soir, température : 38°2.

Résultats immédiats. 22 *mars.* — Amélioration de l'état général et des phénomènes : douleur et pollakiurie. Le malade garde plus longtemps ses urines, a des mictions toutes les trois à quatre heures seulement. Lavages fréquents de la vessie, 4 grammes de salol par jour.

29 *mars.* — C'est-à-dire onze jours après l'opération, le malade demande à sortir. Son état général est meilleur, aucun accès de fièvre, appétit revenu, la cystite a disparu.

Le méat périnéal est encore granuleux, rougeâtre. Continence parfaite. Urines purulentes.

Résultats éloignés. 15 *juin* 1893. — Les douleurs vésicales et irradiées ont disparu. L'état général est resté meilleur, mais les urines continuent à être purulentes et fétides. L'exploration du rein gauche le révèle douloureux et augmenté de volume.

Ces lésions rénales suppurées sont une nouvelle justification de la périnéostomie, qui a réduit à son minimum le choc opératoire, et qui, en supprimant toute nouvelle manœuvre chirurgicale, telle que : sonde à demeure, cathétérismes répétés, etc., est mieux à même qu'une uréthrotomie, de prévenir des complications graves, imminentes.

Depuis lors, nous n'avons plus de renseignements sur ce malade. Il nous a été impossible de le retrouver. De nos recherches, il résulte seulement, qu'il n'a pas fait de nouveau séjour dans les hôpitaux de Lyon.

Cinq opérés ont succombé depuis l'intervention.

L'un (obs. VI), âgé de soixante-cinq ans, est mort de cause indéterminée, peu de temps après sa sortie de l'hôpital. Il paraissait guéri. Le néo-méat fonctionnait régulièrement. Ce fut notre premier uréthrostomisé. Il était atteint d'une hypertrophie prostatique, concomitante d'une sténose.

Deux autres sont morts, l'un, de pyélo-néphrite calculeuse, près de sept ans (obs. VII), l'autre, (obs. XIV), de pneumonie, cinq ans après l'opération, le premier, à l'âge de quatre-vingt-deux ans, le second, à l'âge de soixante-cinq ans.

Voici cette dernière observation, que nous empruntons à M. Rochet.

Cet homme avait été *uréthrotomisé treize fois*, soit par la voie externe, soit par la voie interne. Le méat périnéal rendit, enfin, à la vie active, cet habitué de la chirurgie conservatrice.

OBSERVATION XIV

Chirurgie de l'urèthre, de la vessie, de la prostate. (ROCHET, Chirurgien de l'Antiquaille, Professeur agrégé à la Faculté de Lyon. G. Steinheil, éditeur, Paris, 1895.)

Uréthrostomie périnéale, pour rétrécissements anciens de l'urèthre, ayant nécessité treize uréthrotomies, sans résultat durable. Dilatation dangereuse. Guérison. Mort, cinq ans après, d'une pneumonie.

« Dans le cas très grave d'un homme de soixante ans, non prostatique, atteint d'anciens et multiples rétrécissements, treize fois uréthrotomisé (soit par la voie interne, soit par la voix externe), en proie à des crises répétées de rétention presque complète, et chez lequel le cathétérisme le plus soigneux déterminait de violents accès de fièvre, nous avons, pour notre part, obtenu un succès très remarquable. L'opéré, dont l'état général est devenu très bon, nous est très reconnaissant de l'avoir rendu à la vie active, et de lui avoir ôté la préoccupation obsédante, le cauchemar de son canal, à sonder ou à dilater tous les jours. »

M. Rochet a bien voulu nous fournir les renseignements suivants, qui complètent l'observation précédente :

« Le malade a succombé à une pneumonie, *cinq ans après l'opération.* La miction, qui a continué à s'effectuer uniquement par le périnée, est restée très facile, sauf dans les derniers temps de la vie du sujet, où elle devint un peu pénible et incomplète, par suite d'une hypertrophie prostatique assez marquée, et d'une faiblesse sénile de la vessie. Mais, jamais le malade, absolument continent, comme du reste, tous les périnéostomisés, n'eut de rétention d'urine. »

Un quatrième opéré (obs. XV) fut emporté par une

hémorrhagie cérébrale, quelque temps après avoir quitté, en bon état, la maison de santé où il avait subi l'uréthrostomie périnéale. Cette complication ne saurait être évidemment mise sur le compte de la périnéostomie.

OBSERVATION XV

(*Thèse* COIGNET.)

Uréthrostomie périnéale pour rétrécissements multiples de l'urèthre avec phlegmon périnéal. Mort d'hémorrhagie cérébrale quatre semaines après l'opération.

M. D..., banquier, cinquante-huit ans, est porteur, depuis douze à quinze ans, d'un rétrécissement de l'urèthre.

A subi une uréthrotomie il y a cinq ans, et des séances de dilatation en nombre indéterminé. Depuis six mois, il est entre les mains d'un homéopathe, qui a essayé, inutilement, à diverses reprises, de passer des sondes, et qui l'a soumis à un traitement globulaire.

M. Poncet, appelé le 3 novembre 1892, constate un énorme phlegmon périnéal, s'étendant au loin. Miction très difficile. Rétrécissement infranchissable à onze centimètres du méat. État général mauvais ; température 39°8.

Opération le même jour. Large incision périnéo-scrotale s'étendant jusqu'à dix millimètres de l'anus. Issue d'un verre de pus très fétide. Canal disséqué sur toute la hauteur de l'incision répondant à l'abcès, et se présentant sous la forme d'un boudin rouge, du volume de l'annulaire.

L'abcès remonte de chaque côté jusqu'aux orifices inguino-externes. A ce niveau, coloration normale de la peau, mais le tégument est soulevé et donne un clapotement gazeux. Incision sur chacune de ces poches. La grande poche médiane était remplie de pus, d'urine, et de débris sphacélés.

L'uréthrotomie externe, pratiquée sur le canal dénudé

par le sphacèle des tissus ambiants, montre un rétrécissement cylindrique, avec induration ligneuse du tissu spongieux péri-uréthral, et occupant, au niveau du bulbe, une
hauteur de 18 à 20 millimètres. Au-dessus du rétrécissement, muqueuse blanchâtre, scléreuse, canal dilaté. Section perpendiculaire de l'urèthre, en plein rétrécissement. Dissection du bout postérieur, et abouchement
par six points de suture à l'angle inférieur de la plaie
périnéale.

Urines ammoniacales; sonde molle mise à demeure
et fixée au dehors, par un point de suture ; injection
boriquée.

4 novembre. — Détente. T. : 37°8. On enlève la sonde
à demeure, qui provoquait des envies d'uriner, et alors
que l'urine s'écoulait entre la plaie et la sonde. A partir
de ce moment, cathétérisme, lavage de la vessie quatre
fois par jour.

Les jours suivants, la plaie périnéale se déterge, elle
devient granuleuse. Suites opératoires sans incidents.

26 novembre. — M. D..., convalescent, quitte la maison
de santé. Il reste encore, au niveau de la plaie périnéale,
quelques bourgeons en voie d'épidermisation. Depuis
quinze jours, il urine à volonté par son nouveau méat.

Ce malade est mort, le 29 novembre, sans avoir été revu
par M. Poncet; mais, d'après les renseignements qui lui
ont été donnés par la famille et par le médecin qui fut
appelé, la mort était survenue en quelques heures, avec
perte de connaissance, très probablement, par hémorragie
cérébrale?

Enfin, le cinquième uréthrostomisé (obs. XVI) est
mort de tuberculose pulmonaire, cinq ans après l'opération, à l'âge de quarante et un ans. Il avait dissimulé jusqu'à sa mort, son méat contre nature.

Depuis la création de cet orifice artificiel, il avait été à
l'abri de tout accident urinaire. A l'hôpital, où il est
mort de phtisie, l'attention n'avait pas été attirée du

côté de ses voies urinaires, soit pendant la vie, soit à l'autopsie, où l'on ne se préoccupa, malheureusement pas, de leur examen.

OBSERVATION XVI

(Due à l'obligeance de M. le prof. agr. Rollet.)

Rétrécissements blennorrhagiques anciens et multiples. A diverses reprises, phlegmons périnéaux. Uréthrostomie périnéale. Guérison définitive des troubles de la miction. Mort de tuberculose pulmonaire, cinq ans après l'opération.

S... (Jacques), employé de commerce, trente-six ans, entre à l'Hôtel-Dieu salle Saint-Philippe (service de M. A. Poncet), le 10 août 1894.

Blennorrhagie à dix-sept ans. A conservé goutte militaire. Pas de traumatisme.

Les troubles de la miction ont débuté, il y a neuf ans, par de la rétention partielle d'urine, de la pollakiurie, de la dysurie. Il y a quatre ans, entrée à l'hôpital pour infiltration d'urine : incisions au thermo-cautère.

L'année passée, nouvelle infiltration urineuse : les bourses présentent un volume considérable. Accès de fièvre. Larges incisions.

10 août 1894. — Actuellement, dysurie. Urines infectées. A l'exploration du canal de l'urèthre, on constate des rétrécissements multiples, le plus serré à 3 centimètres du méat, qui rendent le cathétérisme impossible. Induration autour des corps caverneux et spongieux, et au niveau du périnée.

11 août 1894. — Opération par M. Rollet, suppléant M. Poncet. *Uréthrostomie périnéale.*

A l'incision des masses indurées du périnée un pus fétide s'écoule, en assez grande quantité. On trouve l'urèthre un peu déjeté à gauche. Facilement isolé, il est abouché au périnée, sans être sectionné complètement.

Sonde à demeure, enlevée au bout de vingt-quatre heures, sur la demande du malade. L'orifice périnéal reste néanmoins largement ouvert, et la miction a lieu exclusivement par le périnée.

Au bout de cinq jours, la pollakiurie a diminué. Les urines sont plus claires à la suite des lavages vésicaux. Le malade est content de l'intervention.

J. S... est mort à l'hôpital Saint-Pothin, le 23 juin 1899, près de *cinq ans après l'uréthrostomie*. Sa feuille d'observation porte le diagnostic : tuberculose pulmonaire.

Il n'y est pas fait mention de l'état de ses voies urinaires. Il semble résulter des renseignements que nous avons pu recueillir auprès de sa famille, et à l'hôpital, que le malade, depuis la création de son néo-méat, dont il avait aisément dissimulé l'existence, a été à l'abri de tout accident urinaire.

Aucun de nos opérés n'a donc succombé aux suites du traumatisme chirurgical. La bénignité d'une telle opération le faisait, du reste, prévoir.

Plus tard, dans aucun cas, la mort n'a été imputable directement à l'évolution des lésions, qui avaient nécessité la création d'un méat périnéal.

Les malades, encore vivants, que nous avons pu revoir dernièrement, ou dont nous avons obtenu des nouvelles récentes, sont au nombre de seize.

Huit d'entre eux sont opérés depuis sept ans et au delà ; trois, depuis plus de cinq ans ; deux autres, depuis plus de trois ans. Chez les trois derniers, l'intervention remonte à dix-neuf mois (obs. XVIII), dix mois (obs. V) et à six mois (obs. XI).

Il résulte de cette simple constatation, que la mortalité opératoire de l'uréthrostomie a été nulle. Cependant, quelques-uns de ces malades ont été opérés en pleine cachexie urinaire, dans un état tel, que leur vie paraissait menacée à brève échéance. Chez eux, toute intervention conservatrice pouvait être considérée comme incapable de conjurer une issue fatale. Les statistiques les plus favorables d'uréthrotomies, d'uré-threctomies comptent, en effet, encore, à leur passif, quelques morts, que l'on ne saurait attribuer toujours, à l'état avancé des lésions urinaires. La sonde à demeure, la dilatation consécutive entraînent, parfois, des complications post-opératoires, qui ont fait défaut après la périnéostomie.

Non seulement la mortalité de l'uréthrostomie a été nulle, mais ses suites ont présenté une grande simplicité.

Tous nos opérés sont entrés en convalescence, moins d'un mois après l'intervention. La plupart même ont quitté l'hôpital au bout de quinze à vingt jours. Aucun n'a présenté de complications sérieuses.

Cette bénignité post-opératoire ne saurait nous étonner, puisqu'il s'agit d'une intervention simple, à ciel ouvert, dont tous les temps sont réglés, et d'une exécution facile et rapide.

Signalons, en terminant, le petit nombre et la simplicité des soins consécutifs.

La sonde à demeure n'est pas nécessaire. La commodité des lavages et du drainage de la vessie atté-nuent rapidement les accidents infectieux.

A ce point de vue, est-il besoin de rappeler que les succès des diverses uréthrotomies demeurent sou-vent incertains, par la nécessité d'assurer ultérieure-ment la miction, à travers une sonde à demeure dont le contact avec des tissus déjà traumatisés et infectés, peut être une source de dangers.

Deux de nos opérés, chez lesquels on avait mis à demeure une sonde de Pezzer, présentèrent un état des plus inquiétants, qui ne céda qu'avec la suppression de la sonde (obs. VIII, IX).

Dans ces deux cas, si l'on se fût contenté de pratiquer une uréthrotomie externe, la vie des opérés eût été en jeu, et les résultats de l'opération certainement compromis.

MODIFICATIONS ANATOMIQUES ET PHYSIOLOGIQUES
DE L'URÈTHRE

L'uréthrostomie périnéale, opération de nécessité, sacrifie, au point de vue fonctionnel, une certaine étendue de l'urèthre. Elle entraîne ainsi quelques variations, dans les dispositions anatomiques et le rôle physiologique de cet organe.

Nous examinons, dans ce paragraphe, quelles sont ces modifications anatomiques et fonctionnelles de l'état normal, et quels sont les inconvénients qui leur sont inhérents.

Dans cette étude, les examens cliniques seuls nous serviront de base. Nous les avons faits, aussi complets que possible, sur les malades que nous avons revus nous-mêmes, longtemps après leur guérison opératoire.

Nous n'avons pas eu l'occasion de pratiquer des autopsies qui viendraient étayer des observations recueillies sur le vivant. Au reste, nous estimons qu'en l'espèce, des constatations *post mortem* n'auraient qu'un intérêt relativement restreint. L'uréthrostomie ne crée, en effet, qu'une disposition nouvelle, facile à apprécier sur le vivant, et consistant dans l'existence au périnée d'un méat artificiel.

Le néo-méat, d'une manière générale, est situé sur la ligne médiane, en arrière des bourses, et en avant de l'anus (fig. 11). Parfois dévié légèrement sur les côtés de la ligne médiane, par suite de la rétraction cicatricielle des tissus voisins, sa situation est va-

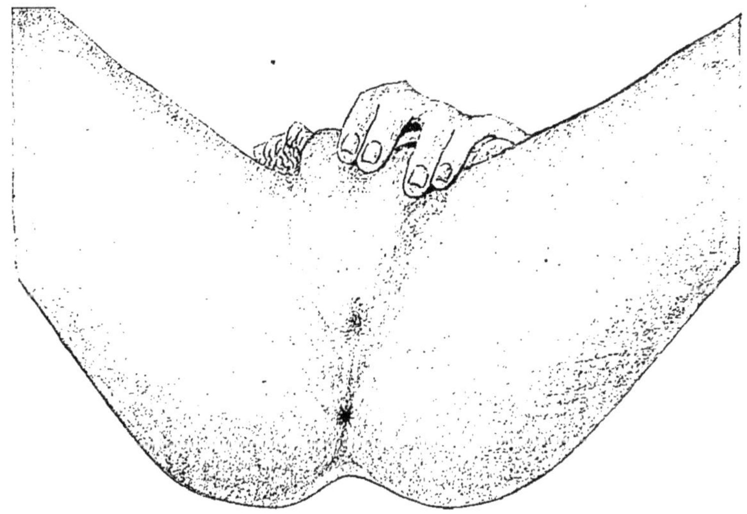

Fig. 11. — Méat périnéal, datant de quatre ans et demi.
Uréthrostomie pour rétrécissement traumatique incurable (obs. XXIII).

riable entre des limites extrêmes. Dans certains cas, il s'ouvre à la naissance même du scrotum (obs. X), lorsque la section uréthrale a porté franchement en avant de la région bulbaire. Dans les conditions inverses, il peut se rapprocher jusqu'à 2 centimètres de l'orifice anal (obs. XXIII).

Dans la majorité des cas, le méat artificiel est distant de 4 centimètres de l'anus. Ses lèvres sont entourées, habituellement, par un tissu cicatriciel, blanchâtre et rétractile, qui résulte de la cicatrisation de l'ancienne inflammation péri-uréthrale. On trouve à son pourtour, un véritable anneau résistant, sorte de bourrelet, très appréciable au toucher.

La forme de l'orifice est tantôt celle d'une fente antéro-postérieure, à bords plus ou moins saillants, ou de niveau avec les téguments voisins, tantôt celle d'un pertuis, à contours arrondis, ou plus ou moins inversés. Le méat peut-être dit, dans le premier cas, *linéaire* ou *à fleur de peau*; dans le second, *punctiforme* ou *infundibuliforme*. Ces dispositions les plus fréquentes, prises comme types, on retrouve naturellement tous les intermédiaires entre les extrêmes.

La première forme se rencontre surtout au début. Elle caractérise plutôt le méat, dans les premiers temps, qui suivent l'opération. Peu à peu, la tendance rétractile de la cicatrice, surtout lorsqu'elle n'est pas combattue par la dilatation, rétrécit l'orifice, attire ses bords en dedans. Il revêt ainsi, plus tard, la seconde forme.

La rétractilité de l'anneau cutanéo-muqueux n'est pas constante. Elle dépend de l'état septique ou aseptique de la région périnéale, au moment de l'opération. Elle manque, par conséquent, dans quelques cas favorables. Elle est plus accentuée lorsque la suture a été établie sur des tissus infectés, ce qui est fréquent, comme on le comprend facilement.

L'affrontement cutanéo-muqueux fût-il parfait dans de telles conditions, les fils lâchent parfois, par suite de la suppuration, permettant ainsi la formation d'un mince anneau cicatriciel, entre la peau et la muqueuse.

Cette tendance à la rétraction commande encore, en dehors de l'aspect morphologique, les dimensions du néo-méat.

Son diamètre est, en effet, variable. Le calibre des sondes qui peuvent le franchir oscille entre les n°s 12 et 20 de la filière Charrière. Une dilatation régulière est, le plus souvent, nécessaire pour maintenir son diamètre. Cette nécessité d'un cathétérisme, répété de temps à autre, s'impose, surtout au début, alors que le travail cicatriciel n'est pas définitivement achevé.

Plus tard, il suffit d'y recourir seulement, à des intervalles de plus en plus éloignés. On peut même s'en dispenser au bout d'un certain temps. Dans plusieurs de nos observations, les opérés ont abandonné toute dilatation depuis des années, sans que l'orifice uréthral, nouvellement créé, ait subi un rétrécissement appréciable.

Dans deux cas, cependant (obs. II, XVIII), par suite de la négligence des malades, les dimensions du méat diminuèrent au point de nécessiter un léger débridement. Ce débridement est d'une grande simplicité. On le pratique avec un ténotome enfoncé à une profondeur de quatre à cinq millimètres. L'anesthésie n'est pas nécessaire. Les suites sont insignifiantes, mais le malade doit ensuite dilater son méat agrandi, s'il ne veut pas s'exposer à une récidive de cette sténose orificielle.

Nous tenons à faire remarquer, que le point le plus rétréci et le moins extensible du canal des anciens uréthrostomisés siège toujours à l'union de la muqueuse et de la peau.

L'obstacle au cathétérisme, quand il existe, se trouve sous l'œil et la main du chirurgien. Il est donc aisé de remédier aux inconvénients de cette bride, soit par la dilatation, soit par un débridement à ciel ouvert.

Tout instrument, cathéter ou sonde, qui a franchi l'orifice, glisse facilement dans la vessie. On éprouve seulement, pendant les 10 à 12 premiers millimètres, une légère résistance. Elle est due, selon toute probabilité, à la tonicité du sphincter membraneux. A ce propos, nous n'avons jamais remarqué que cette portion de l'urèthre, siège par excellence des spasmes, ait jamais présenté, chez nos opérés, une contracture s'opposant au passage de la sonde.

Le cathétérisme est exécuté facilement, par suite de la brièveté et de la direction rectiligne du conduit urinaire des néo-méatisés. Ce conduit ne représente que le tiers, à peine, de l'urèthre normal de l'homme, la section transversale ayant lieu, la plupart du temps, au niveau de la région bulbo-membraneuse, c'est-à-dire, à peu près, sur le point le plus déclive de la courbe décrite par l'urèthre fixe.

La portion du canal, seule utilisable désormais, comprend donc la partie de l'urèthre normal, qui, rectiligne et verticale, s'étend du col vésical à l'angle sous-pubien.

Grâce à cette disposition, il suffit de pousser directement, de bas en haut, un instrument métallique droit, introduit par le méat périnéal, pour pénétrer, sans aucune difficulté, dans la vessie. Ce cathétérisme n'a jamais provoqué d'accidents, et cependant, il est pratiqué par les malades eux-mêmes, qui, de plus, sont souvent des prostatiques.

Chez ces derniers, cependant, le canal présente des déformations, des courbures en sens varié. Malgré ces obstacles, les instruments rigides n'ont pas créé de fausse route, même entre les mains des opérés. On sait pourtant, quelle difficulté, parfois insurmontable, offrent au cathétérisme normal, les déformations d'origine prostatique.

La longueur du nouveau conduit uréthral est variable.

L'augmentation de longueur de la portion prostatique, chez les sujets âgés, est la principale cause de ces différences.

En pratiquant un cathétérisme évacuateur, et en mesurant sur la sonde, la distance qui séparait l'œil de l'instrument du méat périnéal, dès que s'écoulaient les premières gouttes d'urine, nous avons obtenu un chiffre moyen de quatre à cinq centimètres.

Quant au calibre du canal, sa détermination exacte sur le vivant, ne laisse pas que d'être délicate. Elle n'a, d'ailleurs, en l'espèce, qu'une importance restreinte.

Il suffit de rappeler l'immunité dont jouissent les portions prostatique et membraneuse, vis-à-vis des sténoses organiques, pour comprendre que, chez les uréthrostomisés, la lumière du canal, toujours dilatable, n'ait jamais offert un obstacle au cathétérisme.

Quelles sont les modifications apportées au rôle de l'urèthre par cette nouvelle disposition anatomique?

Ce rôle est normalement double. Il consiste, d'une part, dans l'évacuation de l'urine, d'autre part, dans l'expulsion du sperme. Il intéresse, à la fois, la miction et la copulation.

Etudions d'abord la physiologie de la miction, chez les uréthrostomisés.

Cette fonction reste volontaire, comme à l'état normal. La vessie est continente.

Un seul de nos opérés perd ses urines. Mais cette incontinence relève chez lui de lésions médullaires, c'est un tabétique. Le doute ne saurait subsister à la lecture de son observation (obs. XVII), puisque, en dehors des signes d'ataxie, il n'a commencé à perdre ses urines que quatre ans après la création du méat périnéal. Cette association explique seule, ce cas pathologique exceptionnel.

OBSERVATION XVII

(*Thèse* Coignet.)

Uréthrostomie périnéale pour rétrécissements étendus, re-
belles, ayant résisté à des tentatives d'uréthrectomie et
d'uréthroplastie. — Résultat depuis plus de sept ans. —
Incontinence urinaire, d'origine tabétique, ayant apparu
quatre ans après l'uréthrostomie.

R... (Camille), employé de commerce, quarante-trois
ans, entre le 31 octobre 1892 salle Saint-Louis, service de
M. Poncet.

Blennorrhagie à dix-neuf ans. A vingt-huit ans, troubles
de la miction ; rétention partielle d'urine. Deux ans après,
abcès urineux qui s'ouvre spontanément.

Le 28 décembre 1888, R... entre à l'Hôtel-Dieu. Rétrécissements multiples, infranchissables. M. Poncet se propose de faire une uréthrotomie externe, mais il trouve
l'urèthre en si mauvais état, qu'il pratique une résection
de dix centimètres du canal. Il ne voulut pas avoir recours
à l'uréthrostomie, car avant l'anesthésie, il n'avait pas mis
le malade au courant de cette opération.

R... reste huit mois dans le service. Il le quitte avec
une fistule périnéale. Quelque temps après, il rentrait à
l'Hôtel-Dieu ; une uréthroplastie ne donne alors aucun
résultat ; elle laisse plusieurs trajets fistuleux.

Les urines étaient troubles et l'état général précaire.
Le malade quitte l'Hôtel-Dieu, mais ne tarde pas à y
revenir.

Le 4 novembre 1892, M. Poncet, devant ces récidives,
devant l'impossibilité de passer, après anesthésie, une
sonde n° 1, a recours à la périnéostomie. Il débride, de
nouveau, le périnée, la région du canal, qui est envahie
par un tissu scléreux, dur, diffus. Il sectionne l'urèthre,
dissèque le bout postérieur, et le fixe méthodiquement à
la peau.

Les suites opératoires ont été simples. Pas de température. Les urines restèrent troubles pendant longtemps. Lorsque le malade quitta l'hôpital, son état général s'était notablement amélioré. Il urinait, sans aucune gêne, par son néo-méat.

Résultats éloignés. 9 Juin 1893. — R..., revu par M. Coignet, est bien portant. Ses forces sont revenues. Pas d'incontinence. Les envies d'uriner ne sont pas plus fréquentes qu'autrefois, lorsqu'il était en bonne santé. Les urines sont claires. R... est satisfait de son état. Il signale seulement une petite diminution dans la sensation qui accompagne l'éjaculation. C'est le seul inconvénient qu'il accuse.

En l'examinant, nous trouvons, immédiatement en arrière des bourses, à 5 ou 6 centimètres de l'anus, le méat entouré de tissu cicatriciel, nullement rétréci, et permettant, avec la plus grande facilité, l'introduction d'une sonde de femme.

Novembre 1899. — Actuellement, *sept ans après l'opération*, le malade, revu, va très bien. La miction s'est toujours faite, sans difficultés, par le méat artificiel. L'orifice, dilaté il y a quelque temps, admet une sonde n° 18.

Depuis trois ans, le malade a de l'incontinence, mais cette incontinence relève de lésions médullaires. R... présente, en effet, des signes nets d'ataxie locomotrice : disparition des réflexes, signes d'Argyll Robertson, etc. A la même cause doit être, sans doute, attribuée la diminution, présentée, peu de temps après l'opération, des sensations accompagnant le coït.

Tous les autres opérés retiennent leurs urines, comme dans l'état physiologique habituel.

Cette constatation ne saurait nous surprendre. L'uréthrostomie, telle que nous la pratiquons, n'intéresse pas le sphincter vésical. Le sphincter strié de la région membraneuse est également conservé. Son rôle, tout au moins, reste aussi efficace que par le passé. Les opérés peuvent, en effet, résister au besoin d'uriner, et cela aussi longtemps qu'avant l'opération.

Pourquoi en serait-il autrement? L'un d'eux ne nous affirme-t-il pas, par exemple, pouvoir rester dix à douze heures, sans uriner? (Obs. XVIII.) La sensation qui provoque la miction est semblable à celle qu'éprouve l'homme, dont les voies d'excrétions urinaires sont parfaites. Pendant la miction, la sensibilité n'est également pas modifiée.

OBSERVATION XVIII

(M. Coignet.)

Rétrécissements inflammatoires depuis dix-sept ans. — Phlegmons périnéaux multiples. — Insuccès de la dilatation et de six uréthrotomies internes. Nombreuses fistules périnéales, avec callosités péri-uréthrales. — Rétention d'urine et infection. Cachexie urinaire. — Uréthrostomie périnéale. Guérison des accidents. — Continence parfaite du méat périnéal. Résultat datant de deux ans.

Ch. C..., ajusteur-mécanicien, habitant Lyon, cinquante et un ans, entre, au mois de mars 1898, à l'Antiquaille, service de M. le professeur Gailleton.

Anciennes blennorrhagies. Depuis le mois de mai 1879, signes de rétrécissements, décelés brusquement, par une rétention aiguë d'urine.

En mars 1880, séjour d'une semaine à l'Antiquaille (service de M. Horand), où l'on ne peut réussir à passer une sonde.

En mars 1881, abcès urineux, fistule consécutive. Séjour de trois mois à la clinique de l'Antiquaille, où, après de nombreuses séances de dilatation, on parvint à passer une sonde n° 16.

En 1884, deuxième séjour à la clinique de l'Antiquaille, et première uréthrotomie interne. Sonde à demeure n° 16.

Depuis lors, presque chaque année, le malade fit un séjour plus ou moins prolongé à l'hôpital, *pour y subir de nombreuses séances de dilatation : six fois l'uréthrotomie interne, une fois l'électrolyse (cette dernière à Paris).* Mais, de chaque opération, il ne retira qu'un soulagement momentané, d'une durée de plus en plus courte.

Sorti de l'hôpital, il est, en effet, dans l'impossibilité d'avoir recours à des cathétérismes réguliers et fréquents. Chaque fois, les récidives apparaissent à plus bref délai.

Quand il entre, de nouveau, à l'Antiquaille, le 8 octobre 1897, dans le service de M. Gailleton, il est porteur de nombreuses fistules péniennes et périnéales. Dans l'espace de quelques mois, il aurait eu six nouveaux abcès urineux.

Les troubles urinaires vont s'aggravant. La miction est des plus pénibles. L'urine s'écoule, en bavant, par tous les orifices fistuleux.

A un certain moment, incontinence par regorgement. Signes de cystite. Le malade se lève huit, dix fois, pendant la nuit, pour uriner. Les urines sont sales, purulentes, et contiennent beaucoup d'albumine.

A l'examen local, plusieurs coarctations uréthrales, rendant le cathétérisme des plus difficiles, parfois impossible.

L'empoisonnement urinaire qui existe depuis longtemps, altère, de plus en plus, l'état général. La fièvre, qui, depuis des années, survenait par accès, est devenue presque continue.

Ch... ne mange plus, ne dort plus. Les troubles de sa santé ont retenti sur son état psychique. Il présente des signes nets de neurasthénie, d'hypochondrie. Disparition, à peu près complète, de tout désir génésique. Tendance au suicide. Il finit par demander « n'importe quelle opération, pourvu qu'elle soit radicale, qu'elle mette fin, définitivement, à ses souffrances. »

22 *mars* 1898. *Uréthrostomie périnéale* pratiquée par M. Coignet, suppléant M. Gailleton. Sonde à demeure. Pas d'incidents opératoires et consécutifs.

Les troubles généraux disparurent rapidement. Urines claires après de nombreux lavages de la vessie, facilement exécutés. Les envies fréquentes d'uriner cessèrent.

Au bout de deux mois, le malade quittait l'hôpital, ses abcès fistuleux complètement cicatrisés.

Juillet 1899. — Ch. C... n'a pas dilaté, une seule fois, son méat périnéal, depuis qu'il est créé, c'est-à-dire, depuis quatorze mois. Il n'a pas cessé d'uriner par cet orifice artificiel, mais celui-ci s'est rétréci, et rend le jet d'urine presque filiforme. Il rentre à l'Antiquaille, pour qu'on rémédie à cet inconvénient. Un léger débridement rend au méat ses anciennes dimensions, et permet le passage d'une sonde n° 20.

Résultats éloignés. Décembre 1899. — Nous avons eu l'occasion de revoir ce néo-méatisé, à plusieurs reprises, soit pendant son dernier séjour à l'Antiquaille, soit depuis sa sortie de l'hôpital.

Actuellement, vingt et un mois après l'opération, Ch... n'a pas cessé d'avoir un état général excellent. Plus d'accès de fièvre, plus de troubles digestifs. « Il mange et dort comme à vingt ans », nous dit-il.

Il n'a jamais éprouvé de difficulté pour uriner. Il urine quand il veut, ne se lève pas la nuit, peut rester, pendant le jour, onze à douze heures, sans uriner.

Les urines, qui sont limpides, ne contiennent plus trace d'albumine. Il vide complètement sa vessie.

Le seul désagrément de sa situation présente, c'est « d'être obligé de poser son pantalon pour uriner ».

Il est célibataire. Au point de vue génital, il ne voit pas d'inconvénient à son état actuel. Il nous raconte que l'opération lui a rendu l'appétit sexuel, compromis longtemps chez lui, par son état de dépression mentale. L'érection se fait comme à l'état normal. Les sensations qui l'accompagnent sont les mêmes que par le passé.

A l'examen local, on constate sur la verge, sur le scrotum, au périnée, les cicatrices d'anciens phlegmons urineux.

A la palpation de l'urèthre antérieur, on perçoit un véritable chapelet de nodosités. Une bougie, même très fine, ne peut pénétrer au delà de 3 à 4 centimètres.

A 4 centimètres en avant de l'anus, s'ouvre le méat artificiel, au milieu d'un tissu blanchâtre, scléreux. Il revêt l'aspect d'une fente antéro-postérieure, dont les bords sont accolés. Son calibre correspond à celui d'une bougie n° 20.

La longueur du nouveau canal est de trois centimètres, ainsi que permet de le constater une sonde introduite dans la vessie, et qui, à cette profondeur donne issue à l'urine.

Ch... est enchanté de son nouvel état. « Il n'espérait pas, répète-t-il, un tel résultat. »

La projection des urines a lieu avec une force, variable suivant les sujets, mais à plein méat. Le jet a l'exacte apparence du jet d'urine chez la femme.

L'expulsion du contenu vésical se fait, en résumé, par le néo-méat, dans les mêmes bonnes conditions, que par l'orifice normal.

Seul, le mode de la miction est transformé. L'opéré, sorte d'hypospade périnéal artificiel, ne peut plus, désormais uriner, qu'à la manière d'une femme, *more feminarum*, dans la position accroupie. La miction le long des murs, dans les urinoirs publics, n'est plus praticable pour lui.

Un de nos opérés (obs. X), cependant, conserve la faculté d'uriner, debout, comme autrefois. Il doit cet avantage à la situation, tout à fait particulière, de son méat qui s'ouvre au niveau même du scrotum, dans la région pénienne de l'urèthre, et en avant, par conséquent, du bulbe.

Tous les autres uréthrostomisés ne peuvent uriner dans la situation verticale, qu'à la condition de placer un vase entre les cuisses, le scrotum relevé en avant.

Il semble, *a priori*, que cette déviation fonctionnelle doive constituer une véritable infirmité, qui ne sera pas supportée sans amertume, et qui pourra influencer péniblement le moral du périnéostomisé.

De telles objections restent théoriques. Elles tombent devant les réponses des opérés que nous avons interrogés sur ce sujet. Nous leur avons demandé quels inconvénients résultaient pour eux de cette nouvelle situation. La plupart nous ont affirmé nettement qu'ils s'étaient bien vite habitués, pour uriner, à la posture accroupie, et qu'actuellement, ils n'en avaient nul souci.

Deux seulement signalèrent certains désagréments. L'obligation de « poser son pantalon » à chaque miction, incommode le premier. Quant au second, qui est charpentier et « travaille dans les maisons en construction, avec des camarades », il se plaint, de ne pas pouvoir uriner « partout où l'appelle son travail ».

Quelques-uns de nos uréthrostomisés ont, à l'inverse, vu leur situation s'améliorer sensiblement, même au point de vue que nous envisageons spécialement.

Atteints de fistules périnéales multiples, ils étaient déjà, avant la périnéostomie, contraints de s'accroupir pour uriner. L'opération, si elle n'a pas modifié la position, au moment de la miction, a régularisé cette fonction. Elle a supprimé les efforts pénibles, et permis d'éviter les souillures fréquentes des vêtements. Ce bénéfice est fort apprécié par ces opérés.

La difformité urinaire est, du reste, à peine apparente. Elle est, habituellement, dissimulée avec la plus grande facilité, aux gens de l'entourage, à ceux même qui vivent dans l'intimité des opérés.

Un néo-méatisé qui s'est marié depuis quatre ans, a pu, jusqu'à ce jour, laisser ignorer son état à sa femme!

Nos opérés avaient, dans la suite, un moral excellent. Aucun d'eux ne considérait, comme une déchéance, sa nouvelle situation.

Pour comprendre leur état d'âme, il suffit de rappeler qu'ils étaient tous, d'anciens urinaires, ayant souffert, le plus souvent, pendant de longues années. La plupart ont vu leur état mental s'améliorer progressivement, depuis qu'ils ne souffrent pas, depuis qu'ils ne sont plus hantés par des troubles urinaires, plus ou moins graves.

A ce point de vue, l'opinion générale de nos périnéostomisés se trouve résumée humoristiquement, par l'un d'eux, qui estime « *que le tuyau est toujours assez long pourvu qu'il soit en bon état, et que c'est un médiocre plaisir que de se voir uriner par le bout de la verge, quand il faut se donner tant de peine et tant souffrir...* »

Les sujets de la classe ouvrière, qui ont séjourné pendant longtemps dans les hôpitaux, qui ont subi des interventions multiples, des traitements coûteux, etc., apprécient, particulièrement, cette guérison définitive, qui supprime les chômages forcés, et les inconvénients matériels qui leur sont inhérents. Ne sait-on pas, en effet, avec quelles difficultés ils peuvent suivre le traitement prolongé, nécessité par des opérations conservatrices? Certaines conditions matérielles les empêchent, parfois complètement, d'y recourir.

Les uréthrostomisés peuvent, s'ils le désirent, uriner dans la position debout.

Il leur suffit d'employer une petite sonde molle, qu'ils introduisent aisément dans le méat périnéal et qui peut conduire le jet de l'urine, comme le ferait la portion pénienne de l'urèthre. C'est le procédé qu'emploie le malade de l'observation VI.

Nous l'avons conseillé aux opérés que nous avons revus, mais la plupart l'ont jugé inutile. Laplanche (*loc. cit.*) a reçu la même réponse. Cette indifférence ne démontre-t-elle pas combien la position mictionnelle accroupie est facilement acceptée ?

Tous les périnéostomisés auxquels nous avons proposé une intervention, ayant pour but de les faire uriner par leur ancien méat, ont refusé catégoriquement. Ils nous rappelaient l'état d'esprit de certains fistuleux périnéaux (Congrès de chirurgie, Paris, 1853), auxquels nous avons déjà fait allusion.

Chez ces derniers, une sorte d'uréthrostomie périnéale spontanée s'était établie, en arrière des rétrécissements, à la suite d'accidents inflammatoires. Ils urinaient par leur fistule et ne voulaient pas entendre parler de l'oblitération de ce nouveau méat.

Il résulte donc, de l'avis même des périnéostomisés, que leur mode spécial d'urination ne constitue qu'un inconvénient d'ordre social, et non, une imperfection physiologique, une infirmité proprement dite.

FONCTION GÉNITALE

La fonction urinaire, étant satisfaisante, qu'advient-il, en réalité, de la fonction génitale?

A ce point de vue, le rôle de la portion pénienne de l'urèthre, qui consiste à conduire le sperme à l'intérieur des voies génitales de la femme, n'est plus rempli. Le produit séminal est évacué avant sa destination. La fécondation naturelle est entravée.

Ces conditions nouvelles, dans lesquelles l'uréthrostomie place les opérés, sont certes, passibles de sérieux reproches. A aucun moment nous ne nous les sommes dissimulés, et jamais nous n'avons pratiqué cette opération, sans avoir nettement mis les sujets, au courant du résultat fonctionnel définitif, qu'elle laissait après elle.

Il leur appartenait naturellement alors, de juger en dernier ressort, et de tracer au chirurgien sa ligne de conduite.

Nous ne discuterons donc pas ici des objections que peut soulever, *a priori*, la création d'un méat périnéal. Nous envisagerons, simplement, ce que sont devenus nos uréthrostomisés, au point de vue de la fonction génitale, fournissant, ainsi, tous les éléments d'appréciation, pour juger une opération qui a été, et qui doit toujour rester, une opération d'absolue nécessité.

Il ne sera question ici que d'uréthrostomisés relativement jeunes encore (jusqu'à soixante ans), toujours aptes à la reproduction, qui représentent, en somme, le plus petit nombre des observations.

La plupart sont, en effet, des vieillards, chez lesquels la fonction génitale, quoique n'étant pas éteinte, est primée, effacée même, par la fonction urinaire. Pour eux, il s'agit avant tout, d'une question vitale, et bien peu, fonctionnelle.

Chez les sujets qui étaient encore dans la période génitale, que deviennent, après la périnéostomie, les différents actes du coït, les divers temps de la copulation ?

Sauf celui qui consiste à porter le sperme dans les voies génitales de la femme, les autres temps sont restés intacts. Ce résultat pouvait être prévu. L'opération porte uniquement sur le canal vecteur, et n'intéresse, ni ne lèse aucun des autres organes, jouant un rôle dans l'acte de la reproduction.

L'érection est toujours restée normale. Il en est de même de l'éjaculation, et des sensations spéciales, qui la précèdent et qui l'accompagnent.

Cette conservation des attributs de la virilité, bien qu'elle ne remplisse plus le but, est fort appréciée des uréthrostomisés. Maintes fois, ils nous l'ont signalé augmentée. C'est ainsi que l'un d'eux, entre autres, a retiré de l'opération un réel bénéfice, par l'amélioration de son état psychique (obs. XVIII). Rendu auparavant neurasthénique par la préoccupation constante de son urèthre, il était dans un état d'impuissance presque absolue. Depuis l'opération, il a retrouvé son aptitude au coït, sa puissance virile, sérieusement compromise.

Examinons maintenant l'inconvénient le plus sérieux, celui qui résulte de la dérivation du sperme. Nous voulons parler de l'impossibilité de la fécondation, suivant son mode habituel.

Cette considération très importante, doit être sérieusement mise en balance avec les dangers d'un retour

à l'état normal. Le chirurgien se base, avant de propo-
ser l'opération, sur l'incurabilité, sur les dangers de
lésions locales étendues, qui retentissent déjà ou re-
tentiront bientôt sur l'état général du malade, etc.

Le futur opéré doit, nous l'avons dit et nous tenons
à le répéter, être mis au courant des avantages et des
inconvénients d'une semblable situation. Il importe
qu'il se décide en pleine connaissance de cause.

L'opération a toujours été acceptée par les sujets
à qui nous l'avons proposée. Leurs longues souffrances
les rendaient insensibles à un avantage génital que,
depuis longtemps, ils n'utilisaient plus. Ils étaient
célibataires ou pères de plusieurs enfants. Depuis l'intervention, aucun des uréthrostomisés n'a regretté sa
nouvelle situation.

Ces questions perdent beaucoup de leur intérêt
dogmatique, lorsqu'on remarque que chez les opérés,
jeunes encore, il s'agissait d'une question vitale
(obs. X, XXV), ou bien, d'un sacrifice étendu des organes génitaux (amputation du pénis).

Dans le premier cas, l'opération visait la conservation de l'individu avant celle de l'espèce. Elle a obtenu
l'une, en ne compromettant pas l'autre. Dans le second
cas, elle a été conservatrice par excellence. Ces malades ont, en effet, conservé l'organe, et partiellement
la fonction.

MODIFICATIONS DE L'ÉTAT PATHOLOGIQUE

Examinons, maintenant, l'amélioration apportée par
l'uréthrostomie à l'état pathologique, aux troubles
généraux, et aux lésions locales.

Afin d'apprécier plus utilement ces résultats, étudions, séparément, chaque catégorie d'opérés.

Cette manière de procéder est plus sincère. Les conclusions, plus limitées, seront plus exactes.

I. — RÉTRÉCIS PLUS OU MOINS INFECTÉS

L'évolution des accidents est, pour ainsi dire, toujours analogue, parmi les malades de cette catégorie.

La plupart sont d'anciens blennorrhagiens, qui ont présenté les premiers troubles urinaires, plusieurs années avant leur entrée à l'hôpital, dix, vingt ans, parfois. Au début, de simples difficultés mécaniques de la miction attiraient peu leur attention, puis, le muscle vésical se laisse peu à peu forcer, dans sa lutte constante contre l'obstacle uréthral.

Des phénomènes de spasme se surajoutent à un certain moment, et entraînent la rétention totale aiguë. Ou bien, c'est progressivement, que la dilatation de la vessie s'installe, en arrière d'un rétrécissement, et donne naissance à la rétention complète, ou incomplète, avec, ou, sans miction par regorgement.

Quel que soit le degré d'acuité de cette stagnation urinaire, les voies supérieures sont, dès lors, en imminence d'infection. Les germes pathogènes, situés sur la muqueuse uréthrale, ou véhiculés par des cathétérismes malpropres, en sont les agents. Des symptômes vésicaux apparaissent : mictions fréquentes et douloureuses, urines troubles, ammoniacales, parfois striées de sang, contenant du pus, surtout à la fin de l'évacuation, etc.

L'uretère, le bassinet subissent l'effet de cette distension et de cette infection vésicale, lorsque la voie d'excrétion reste oblitérée longtemps, ou lorsque les germes ont une virulence particulière. Le rein est enfin envahi, et cette complication se traduit par des accès de fièvre, des troubles digestifs, etc., une altération de plus en plus grave, de l'état général.

Chez plusieurs malades, des accidents inflammatoires locaux viennent encore assombrir ce tableau clinique : infiltration d'urine, abcès urineux multiples, fistules consécutives, plus ou moins rebelles, parfois incurables, callosités, etc...

Devant cette progression des accidents urinaires, les malades se sont soumis à toutes les variétés du traitement classique des rétrécissements, mais souvent d'une façon très irrégulière.

Ils se trouvaient, en effet, incapables de conserver le résultat acquis par l'opération. Le bénéfice momentané des différentes méthodes conservatrices employées, était aussitôt compromis par l'absence de tout traitement post-opératoire régulier, de séances consécutives de dilatation.

La plupart de nos opérés sont des manouvriers, des déshérités de la fortune et de l'intelligence, dont les moyens d'existence exigent une santé parfaite. Ils ne comprennent pas qu'une intervention exige des soins consécutifs prolongés, au lieu d'être radicale et définitivement curatrice.

Aussi, en dépit de toute thérapeutique, de tous les traitements chirurgicaux, la pyélo-néphrite survint chez de tels malades. De rétrécis simples, les futurs uréthrostomisés étaient devenus des urinaires. Ils s'acheminaient rapidement vers une issue fatale.

C'est à cette période de l'évolution des rétrécissements que nous leur proposions la création d'un méat périnéal. Mis au courant de ses inconvénients, ils l'ont acceptée.

Examinons maintenant les résultats obtenus.

Les accidents que nous venons d'énumérer à grands traits, étaient, en définitive, de deux sortes : mécaniques, infectieux.

L'uréthrostomie ne vise directement que les accidents mécaniques, considérés comme le *primum movens*, ou, autrement dit, le point de départ des accidents infectieux.

En supprimant l'obstacle, agit-on du même coup sur la septicité urinaire, et remplit-on le but que l'on se proposait *a priori?* Nous allons répondre à cette question.

Tout d'abord, les troubles mictionnels résultant uniquement de la sténose uréthrale ont-ils disparu, après la création du méat contre nature?

Nos observations permettent de trancher le débat par l'affirmative.

En ouvrant, en amont de l'obstacle, une large issue aux urines, l'opération a supprimé, sinon la cause, du moins, les effets. La miction est devenue normale, chez nos opérés. Toute difficulté pour uriner, tout effort pénible et douloureux ont disparu, tout sondage périlleux et obsédant est devenu inutile.

Ces résultats, obtenus immédiatement, ont persisté et peuvent être considérés comme définitifs. Les malades de cette catégorie ont été délivrés des cathétérismes, ils n'ont pas subi d'interventions nouvelles, quelques-uns depuis plus de sept ans.

On concevait *a priori* qu'il n'y aurait pas de récidives

après l'uréthrostomie, puisque les troubles urinaires, résultant d'un obstacle sténosant, étaient radicalement supprimés. Mais le méat périnéal ne peut-il pas être lui-même le siège d'un rétrécissement cicatriciel?

Dans le chapitre précédent, nous avons montré qu'il est très simple de prévoir cette éventualité, et plus facile encore d'y remédier.

Quelle est maintenant l'influence de l'opération sur l'infection des voies urinaires?

Les phénomènes d'empoisonnement urinaire ont cédé rapidement.

Le libre cours de l'urine est assuré.

La stagnation vésicale et la distension de l'arbre urinaire disparaissent, entraînant, par conséquent, la cessation des phénomènes de résorption septique, et des troubles de la sécrétion rénale. Les accès de fièvre, si fréquents avant l'opération, les troubles digestifs d'origine urinaire, n'ont pas reparu. L'état général a subi une amélioration immédiate. Il s'est maintenu excellent, et ne s'est altéré, chez quelques-uns, que sous l'influence d'une affection étrangère à toute lésion uréthrale.

Les périnéostomisés ont bientôt retrouvé leurs forces, leur embonpoint d'autrefois.

L'un d'eux, moins de trois mois après l'opération, avait engraissé de 15 kilogrammes (obs. II).

Ils peuvent reprendre leur vie active et leurs occupations professionnelles. Nous citerons, entre autres exemples, celui d'un uréthrostomisé qui, âgé actuellement de soixante-quatre ans, continue à exercer le métier pénible de charpentier (obs. XX).

Les modifications de l'état général nous ont donc paru constantes. Quant à la disparition des accidents locaux infectieux, les résultats sont également bons.

Nous répartirons, à ce point de vue, les opérés en trois groupes :

1° L'un d'eux (obs. XII), qui appartient au premier groupe, présentait, avec des symptômes de cystite infectieuse, des signes indubitables de pyonéphrose, laissant même, prévoir la mort à une époque rapprochée. L'opération était, évidemment, incapable de faire rétrocéder de telles lésions rénales, depuis longtemps installées. Elle a, néanmoins, retardé leur évolution d'une manière frappante. Les urines restèrent purulentes, les reins volumineux et douloureux. Mais quinze mois après, cet homme vivait encore. Le rein évacuait complètement et facilement le pus, comme un abcès convenablement drainé. A cette époque, le malade a été perdu de vue.

Quel qu'ait été le dénouement, le résultat obtenu, tout au moins, au point de vue vital, peut être considéré comme des plus intéressants.

Nous présumons que, dans ce cas particulier, toute autre opération sur les voies urinaires eût, sinon, hâté l'issue fatale, tout au moins, eût été incapable de l'empêcher à bref délai.

2° Trois des périnéostomisés du deuxième groupe, après être restés, plus ou moins longtemps, indemnes d'accidents urinaires, ont vu réapparaître quelques signes vésicaux traduisant l'insuffisance des contractions, et un certain degré de catarrhe de la vessie (obs. XIX, XX, XXI).

Nous n'avons pas examiné, récemment, ces trois opérés, et nous n'avons pas pu, par conséquent, apprécier exactement leur état. Cependant, d'après les renseignements qu'il nous ont transmis, nous croyons qu'ils évacuent incomplètement leur vessie.

L'existence momentanée d'urines troubles révèle la persistance d'une inflammation chronique de cet organe. Chez deux de ces opérés, on peut supposer la formation de calculs phosphatiques secondaires?

OBSERVATION XIX

(A. PONCET.)

Rétrécissements blennorrhagiques. — Méat étroit. — Dilatation difficile, dangereuse. — Infiltration urineuse et sphacèle de la verge. — Uréthrostomie périnéale. — Guérison. — Depuis quelques mois, symptômes de cystite. — Résultat datant de sept ans et demi.

B..., cinquante ans, entre le 9 mai 1892, dans notre Clinique chirurgicale.

Blennorrhagie, à l'âge de vingt-neuf ans, ayant duré huit à neuf mois, paraissant avoir été grave. Elle a été suivie d'une blennorrhée, qui n'a jamais guéri complètement.

Deux ans après la blennorrhagie, rétention d'urine qui cède à une application de sangsues. Un médecin appelé n'a pu pratiquer le cathétérisme.

A partir de ce moment, troubles mictionnels démontrant l'existence d'un rétrécissement.

En 1880, B... est dilaté à l'Hôtel-Dieu.

En 1884, sonde à demeure mise par M. Pollosson.

B... rentre bientôt chez lui ; il se sonde lui-même, mais très irrégulièrement. Depuis huit mois, le cathétérisme est presque impossible et la miction très difficile.

Le 11 avril 1892, à la suite d'efforts mictionnels, infiltration urineuse, étendue.

Le malade entre à l'Hôtel-Dieu. Phlegmon gangreneux, sphacèle de la peau de la verge. Le jour de son entrée, accès de fièvre urineuse avec frissons violents.

Méat étroit, urèthre rétréci dans toute sa longueur. Le cathétérisme, avec les plus fines bougies, est impossible, dangereux.

31 *mai* 1892. — *Uréthrostomie* par M. Poncet. Tissus infiltrés, sclérosés, sur une grande étendue. La lumière du canal, rétrécie, déformée, ne peut être trouvée. A 3 à 4 centimètres en avant de l'anus, à travers ce tissu de cicatrice, section transversale de l'urèthre. On voit l'orifice du bout postérieur, ce dernier est disséqué sur une hauteur de 10 à 12 millimètres. Etablissement du méat périnéal.

Sonde de Pezzer à demeure. Lavage vésical.

Suites immédiates simples. — Le 16 juin, c'est-à-dire quinze jours après l'opération, on enlève la sonde, dont l'extrémité est recouverte d'une couche calcaire épaisse. Le malade se plaignait, depuis quelques jours, de malaises vésicaux.

21 *juin.* — Miction facile par le néo-méat, plaie cicatrisée. Orifice ayant un peu de tendance à s'oblitérer.

Résultats éloignés. Novembre 1899. —Actuellement, *sept ans et demi après l'opération*, le malade nous donne de ses nouvelles.

Aux questions que nous lui avons posées par lettre, il répond « qu'il a toujours continué à uriner par son méat artificiel, que, pendant longtemps, il a été à l'abri de tout accident du côté des voies urinaires ». Mais, depuis quelque temps, il semble présenter, d'après ce qu'il nous écrit, des symptômes de cystite calculeuse. Il se sonde, plusieurs fois par semaine. Il n'a jamais lavé sa vessie.

Son état général est resté bon.

OBSERVATION XX

(A. Poncet, *Archives provinciales de chirurgie*, 1895.)

Uréthrostomie périnéale pour rétrécissement infranchissable, avec abcès urineux multiples. — Le premier abcès urineux date de quinze ans. — Depuis lors, fistules périnéales. — Nouveaux abcès. Poussées inflammatoires de temps à autre. — Périnée en pomme d'arrosoir. — Mictions laborieuses. — L'urine passe, en partie, par le méat normal, en partie, par le périnée. — Depuis deux à trois mois, accès fébriles. — Urine albumineuse. — Signes de cachexie urinaire. — Opération. — Guérison datant de cinq ans et demi.

L. E..., âgé de cinquante-neuf ans, charpentier, habitant Poligny (Jura), est entré à la Clinique (salle Saint-Philippe, n° 11), le 30 avril 1894.

Cet homme a eu une santé parfaite jusqu'au moment où sont survenus des troubles urinaires, dont l'aggravation progressive nécessite son entrée à l'Hôtel-Dieu.

En 1860, à l'âge de vingt-six ans, blennorrhagie aiguë, cordée. Il n'a pas eu d'uréthrorrhagie ; il n'a fait aucune manœuvre pour redresser la verge, coudée au moment des érections. Après six semaines, disparition des accidents aigus, mais les lèvres du méat étaient agglutinées chaque matin.

Huit à dix mois après, nouvelle blennorrhagie, ou nouvel état aigu. Quoi qu'il en soit, à partir de cette époque, goutte militaire.

Les premiers signes graves de rétrécissement remontent à une quinzaine d'années, et depuis cette époque, il aurait eu, chaque année, deux ou trois abcès périnéaux.

Le dernier abcès serait survenu, il y a cinq mois. Il fut particulièrement douloureux et s'accompagna, à diverses reprises, d'accès plus ou moins complets de rétention, qui cédèrent au traitement médical habituel.

A son entrée à l'Hôtel-Dieu, le malade est pâle, amaigri. Le périnée est dur, calleux, avec des fistules multiples (périnée en pomme d'arrosoir).

Par le cathétérisme, arrêt infranchissable, après plusieurs ressauts, au niveau de la région anté-bulbaire.

Pour uriner, le malade est obligé de s'accroupir. L'urine s'écoule alors, difficilement, par les fistules et par le méat.

Opération. — Le 2 mai 1894, uréthrostomie pratiquée

par mon chef de clinique, le Dr Curtillet. Section transversale du canal, en plein rétrécissement. Ablation des callosités avec des pinces et des ciseaux.

Même technique que dans la plupart de nos opérations. Suite des plus simples.

Lorsque l'opéré quitta l'hôpital, le 29 mai, l'urine s'écoulait facilement, et à volonté, par le nouveau méat. L'état général devenait, chaque jour, meilleur.

L. E... était enchanté d'uriner, à plein jet, sans douleur. Quatre mois après sa sortie de l'hôpital, nous avons eu de ses nouvelles par le Dr Billot, son médecin habituel. Sa santé était parfaite. Il avait, depuis deux mois, repris la profession pénible de charpentier.

Résultats éloignés. Décembre 1899. — *Actuellement, cinq ans et demi après l'opération*, L. E... a un excellent état général. Agé aujourd'hui de soixante-quatre ans, il continue à exercer le dur métier de charpentier.

Aux questions, que nous lui avons adressées par lettre, il répond : « Je travaille régulièrement. Je mange et bois comme un homme en bonne santé. J'urine toujours facilement, je ne dilate pas l'orifice. J'urine pendant le jour, à peu près toutes les trois heures. Pendant la nuit, je me lève de une à deux fois. L'inconvénient le plus sérieux de ma situation est la difficulté, pour moi, d'uriner où le travail me conduit. »

Cependant, il semble résulter de quelques autres détails de sa lettre, que le malade a conservé, pendant quelque temps après l'opération, des signes d'infection, qui ont cédé à des lavages vésicaux, pratiqués deux fois par jour. L'eau de lavage évacuée a contenu, pendant un certain temps, de tout petits graviers.

Parfois, l'évacuation des urines est momentanément incomplète. Mais l'âge de notre malade nous permet de supposer, chez lui, l'existence de l'artério-sclérose et de l'hypertrophie prostatique.

OBSERVATION XXI

(Due à l'obligeance de M. le Profes. agr. Rochet.)

Rétrécissements blennorrhagiques anciens. — Récidives après deux uréthrotomies internes, une électrolyse, suivies de séances de dilatation. — Uréthrostomie périnéale. — Guérison des troubles urinaires. Persistance de la cystite. Opération datant de cinq ans.

Malade âgé de cinquante-trois ans.

Rétrécissements blennorrhagiques multiples, remontant à quinze ans, et pour lesquels le malade a subi toutes sortes d'opérations : séances de dilatation à de très nombreuses reprises; deux uréthrotomies internes, une électrolyse, etc. C'est cette dernière opération qui lui avait apporté le plus grand et le plus durable soulagement.

Néanmoins, au moment où le malade vient consulter M. Rochet, la miction était redevenue difficile, la vessie s'était infectée. Il avait des accès de fièvre, et ne pouvait supporter la sonde, par suite de spasmes violents au périnée.

M. Rochet lui proposa l'uréthrostomie périnéale, en lui faisant envisager ses avantages et ses inconvénients. Il l'accepta. Il était déjà père de plusieurs enfants.

La miction redevint facile, très rapidement après l'opération.

Le malade, très content de son état, put se croire tout à fait guéri, et débarrassé, à jamais, de l'importunité des cathétérismes et des opérations nouvelles.

Actuellement, cinq ans après l'opération, le résultat est toujours satisfaisant. Seulement le malade urine peut-être moins bien depuis un an. Le canal ne s'est point rétréci, la voie d'excrétion est toujours aussi large, mais la vessie a une force contractile moindre qu'autrefois, et, surtout, elle est restée catarrhale.

Ces trois malades, qui sont atteints de troubles vésicaux après l'uréthrostomie, sont, du reste, d'un âge relativement avancé. La faible contractilité de la vessie dépend probablement d'un début d'artério-sclérose sénile.

Il est également important de noter que deux, au moins (obs. XIX et XX) (pour le troisième, nous n'avons pas de renseignements sur ce point), ont abandonné, aussitôt après leur sortie de l'Hôtel-Dieu, tout lavage antiseptique, capable de modifier, d'une manière efficace, l'infection vésicale.

Nous savons, cependant, quelle est chez les uréthrostomisés la simplicité de ce traitement.

3° Dans le troisième groupe, nous rangeons les opérés, chez lesquels tout symptôme urinaire a définitivement disparu. Cette catégorie comprend la majorité des périnéostomisés.

Tous ces malades présentaient, avant l'intervention, et cela depuis un temps plus ou moins long, des phénomènes généraux d'intoxication urinaire, des symptômes d'inflammation et de suppuration locales (cystite, phlegmons péri-uréthraux, etc...).

Les accidents locaux ont cessé, plus ou moins tôt, chez ces sujets, après une période d'amélioration post-opératoire progressive. Non seulement, l'appareil urinaire supérieur a été sauvegardé, non seulement, l'infection des voies urinaires a été arrêtée dans sa marche ascendante, mais les lésions déjà établies ont été guéries.

L'état d'asepsie vésical est parfait, tout au moins cliniquement. Les symptômes subjectifs se sont amendés. Les urines sont claires. Autrefois sales, fétides, ammoniacales, albumineuses et purulentes, parfois sanguinolentes, elles ont repris leurs caractères normaux, et les ont conservés, depuis cette époque.

Les mictions fréquentes et douloureuses restent

désormais, à l'état de souvenir lointain. Les abcès urineux incisés se sont cicatrisés rapidement. Les fistules
se sont oblitérées spontanément, dès qu'elles n'ont
plus livré passage aux urines septiques.

Un tel résultat a été obtenu, presque d'emblée, chez
quelques opérés. D'autres plus âgés, ou depuis trop
longtemps infectés, durent recourir à des lavages vésicaux, pendant un temps parfois prolongé.

En définitive, le bénéfice opératoire retiré par les
malades de ce groupe fut toujours analogue : disparition, au moins cliniquement, de tout état inflammatoire des voies urinaires.

Nous signalons les observations XXII, XXIII comme
exemples de ces résultats immédiats et éloignés.

OBSERVATION XXII

(Profes. M. Pollosson.)

*Anciens rétrécissements blennorrhagiques. — Infiltration
urineuse. — Callosités péri-uréthrales. Nombreuses fistules périnéales. — Cachexie urinaire. — Uréthrostomie
périnéale. — Guérison remontant à plus de trois ans.*

M. V... de Condrieu (Rhône), célibataire, âgé de cinquante ans. Plusieurs blennorhagies de vingt à trente ans.

Depuis quelques années, V... urine très difficilement. A
diverses reprises, accès de rétention, qui cédaient à des
bains chauds.

Au mois de février 1896, il fut atteint d'une rétention
pour laquelle il vint à l'Hôtel-Dieu de Lyon (service de
M. Pollosson). Pendant la nuit, bien qu'il eût uriné
quelque peu, il ressentit une violente douleur dans l'hypogastre.

Le lendemain, il était opéré pour une infiltration d'urine

qui avait envahi le périnée, les bourses et l'hypogastre. Fistules périnéales consécutives.

Le malade revint à l'Hôtel-Dieu, au mois de septembre 1896. Il était porteur d'un rétrécissement qui fut traité par la dilatation et, comme le rétrécissement était très serré, par des bougies armées.

Le 15 septembre, au cours de ce traitement, un conducteur resta dans l'urèthre. Il ne put être retiré que par une uréthrotomie externe.

Mais, malgré cette opération, les fistules reparurent. Le périnée était criblé de nombreux orifices, rempli de callosités, il était fibreux, inextensible. La verge était tuméfiée, les urines sales, l'état général mauvais, la température oscillait entre 38 et 39 degrés, malgré les lavages, la quinine, etc.

En raison de cette situation, M. Pollosson pratiqua l'uréthrostomie périnéale.

La guérison fut rapide.

Au mois de janvier 1897, cet homme reprenait sa profession. Un an après l'opération, les urines étaient claires. Depuis cette époque, il n'a plus eu d'accès de fièvre. Les urines sont normales, la miction facile.

Nous avons revu M. V... bien portant, le 14 octobre 1899, c'est-à-dire *trois ans après l'opération*. Il urine facilement, il vaque à ses occupations habituelles, sans que personne s'aperçoive de son infirmité. Il a actuellement cinquante-quatre ans. Il se déclare « très satisfait de son état ».

OBSERVATION XXIII

Rétrécissement traumatique datant de dix-sept ans. — Sclérose péri-uréthrale. — Troubles mictionnels, graves et persistants. — Uréthrostomie périnéale, atypique (pouvant être temporaire). — Résultat depuis quatre ans et demi.

D... (J.-Cl.), trente-huit-ans, coquetier, envoyé par le

Dr Bollet, de Trévoux, entre dans le service de M. Poncet le 11 septembre 1895.

Il y a seize ans, le malade tomba, d'une meule de foin, les cuisses écartées, sur l'extrémité arrondie d'un pieu, retenant une échelle. Il s'est, en quelque sorte, empalé. Il a été transporté à l'Hôtel-Dieu, où il est resté pendant plus de deux mois (Service de M. Létiévant), les urines passant, dit-il, par la plaie périnéale. Uréthrotomie externe probable.

Dès sa sortie de l'hôpital, le malade s'est sondé régulièrement, mais avec de plus en plus grandes difficultés.

Depuis un an, il ne peut plus passer aucune sonde. La miction est douloureuse, goutte par goutte. Envies d'uriner, au moins, toutes les deux heures.

État général bon. Jamais de fièvre. Pas de signes de septicémie urinaire.

Localement, méat très large. Pas de callosités périnéales. La pression entre les branches ischio-pubiennes ne révèle rien de particulier.

Comme trace de lésions traumatiques anciennes, on voit à gauche de la ligne médiane, au voisinage immédiat de l'anus, une cicatrice plate, ayant les dimensions d'une pièce de 20 centimes. Le sphincter anal a certainement été déchiré lors de l'empalement. Un peu de procidence partielle de la muqueuse rectale.

Opération, 11 *septembre* 1895, par M. A. Poncet.

Ethérisation. Cathétérisme impossible. Arrêt de la bougie à 13 centimètres du méat.

Incision médiane allant presque jusqu'à l'anus. Les tissus spongieux péri-uréthral et bulbaire sont sclérosés, ligneux. Incision transversale de l'urèthre en plein rétrécissement, au-dessous d'un cathéter introduit dans le canal. Après des recherches assez laborieuses, on parvient, en se guidant sur le fond de l'entonnoir, à introduire dans le bout postérieur une bougie n° 4 ou 5. Mais cette bougie, qui est fortement serrée, ne peut servir de conducteur pour une sonde cannelée, même très fine. La bougie servant de conducteur, M. Poncet incise avec un ténotome la paroi inférieure du bout postérieur rétréci.

Les désordres sont tels qu'il ne peut pratiquer une uréthrostomie classique. L'urèthre ne forme qu'une masse, scléreuse, cicatricielle, confondue avec les tissus voisins. Le bout postérieur ne présente pas de muqueuse.

Grâce au débridement, on parvient sans trop de difficultés à introduire jusque dans la vessie une sonde molle, que l'on fixe à une lèvre de la plaie par un point de suture. Il s'écoule, par la sonde, un demi-verre d'urines troubles, sanguinolentes.

Température, le soir : 38°2. Sonde bien supportée.

12 *septembre.* — Température : 37 degrés le matin, 38 degrés le soir. État général et local excellents.

19 *septembre.* — La sonde, qui a été changée trois fois, est définitivement enlevée. État local parfait.

25 *septembre.* — Le malade part en excellente santé.

Pendant la miction, presque toutes les urines passent par le canal normal. On trouve facilement le bout postérieur dans le cathétérisme périnéal.

Le méat artificiel constitue une soupape de sûreté. Pour lui conserver une ouverture suffisante, le malade doit le sonder, deux fois par jour, avec une sonde olivaire, en métal, ou en gomme élastique.

21 *janvier* 1896. — Depuis deux à trois mois, le néoméat s'est considérablement rétréci. Le cathétérisme périnéal est douloureux. Le malade ne peut plus se sonder, il urine goutte à goutte. La plus grande partie de l'urine passe par le méat normal. Cette occlusion, progressive, fatale, du méat contre nature, était prévue, en raison de l'impossibilité dans laquelle M. Poncet s'était trouvé, de suturer, avec les bords de la plaie cutanée, ceux de l'orifice du bout postérieur, qui était, de plus, dépourvu de muqueuse.

L'état général se maintient très bon. V... a beaucoup engraissé depuis son uréthrostomie.

A 15 ou 20 millimètres de l'anus, on aperçoit un petit orifice blanchâtre, ayant les dimensions d'une tête d'épingle, et permettant seulement le passage d'une bougie n° 6 ou 7, que l'on sent fortement serrée sur toute la hauteur du canal périnéal.

Avec un bistouri boutonné, on débride le méat, en haut et en bas, dans des tissus sclérosés, qui présentent une grande résistance.

Une dilatation progressive permet de passer une sonde n° 24.

Pour donner au méat des dimensions suffisantes, qu'il puisse conserver, M. Poncet tente une autoplastie. Sur chaque bord de l'incision périnéale médiane, dissection d'un pont cutané, de 15 à 20 millimètres de largeur. Invagination dans la plaie périnéale de ces lambeaux retournés. Leur bord interne est suturé en dehors avec celui de la peau incisée.

Hémorrhagie en nappe facilement arrêtée.

Sonde molle à demeure fixée par un point de suture.

Pansement de la plaie à la gaze iodoformée.

23 *janvier*. — Suites très simples. La sonde, qui paraissait avoir abandoné la vessie, est enlevée. Un peu de sphacèle du lambeau gauche au niveau de son tiers inférieur.

26 *janvier*. — Le malade urine facilement. Une grande partie de l'urine passe par le méat normal. L'orifice périnéal a une forme vulvaire.

3 *février*. — Départ en bonne voie.

18 *février*. — Le malade revient se montrer. Il se sonde facilement par le méat artificiel. La plaie est complètement cicatrisée. Orifice en cul de poule au fond duquel apparaît le méat. Au moment de la miction, la plus grande partie de l'urine passe par le méat normal. Etat général excellent.

Résultats éloignés. Décembre 1899. — Nous venons de revoir ce malade *quatre ans et demi après l'opération*. C'est un petit homme vigoureux, plein de santé. Depuis l'intervention, son état général est resté excellent. Pas de trou_ bles urinaires d'aucun genre.

Le méat périnéal s'ouvre à 2 centimètres, à peine, de l'anus. Sa forme est, aujourd'hui, celle d'un orifice circulaire, qui permet l'introduction d'une sonde n° 14.

Le malade dilate son méat deux fois par semaine.

Il urine toujours, à la fois, par l'extrémité de la verge et par l'ouverture périnéale, mais actuellement plus, par cette dernière, que par le méat naturel. Il est impossible de pratiquer le cathétérisme normal, même avec les plus fines bougies.

D... est très content de son état. Il était marié et père déjà de deux enfants, avant de subir l'uréthrostomie. Chez lui, du reste, le bout antérieur qui donne passage à une certaine quantité d'urine, permet aussi celui du sperme.

En résumé : les observations des malades opérés pour des sténoses incurables de l'urèthre, avec des lésions plus ou moins avancées de l'appareil urinaire, démontrent que l'uréthrostomie a définitivement mis un terme aux troubles mécaniques de la miction, provoqués par l'obstacle uréthral.

Elle a fait disparaître complètement les phénomènes généraux de l'empoisonnement urinaire.

Quant aux lésions locales, dans un seul cas, leur évolution ne fut que retardée.

Dans trois autres observations, où la sténose s'accompagnait de dysurie sénile, les désordres locaux furent seulement améliorés. Chez la plupart des malades, la guérison fut complète et définitive.

Ses résultats sont d'autant plus intéressants que la création du méat périnéal n'a été appliquée qu'aux rétrécis, incurables avec les méthodes conservatrices.

II. — RÉTRÉCIS PROSTATIQUES

Six malades, uréthrostomisés pour des rétrécissements, étaient, en même temps, atteints d'hypertrophie prostatique.

L'évacuation normale de la vessie rencontrait deux
obstacles : d'une part, la sténose uréthrale; d'autre
part, l'hypertrophie de la prostate.

La création d'un méat au périnée a supprimé le premier obstacle. Elle a agi, chez les malades de cette
catégorie, contre les accidents entraînés par les rétrécissements, aussi bien que chez ceux de la catégorie
précédente. Mais le second obstacle persiste.

On pouvait redouter, dans de telles conditions, l'apparition, plus ou moins précoce, de troubles de la miction imputables à l'augmentation de volume de la prostate et à la dysurie sénile.

En réalité, aucun des opérés n'a été atteint, dans la
suite, d'un accident de prostatisme proprement dit, de
rétention d'urine, en particulier. Les résultats sont parfois remarquables.

Le malade de l'observation XXIV qui est actuellement
âgé de soixante-dix-sept ans, fut opéré, il y a plus de
huit ans. Grâce à l'uréthrostomie, il est resté indemne
de tout accident urinaire. Sa santé est aujourd'hui
excellente.

Il est à présumer que les organes urinaires définitivement guéris ne seront plus le siège de nouveaux accidents, qu'ils ne constitueront même pas une amorce
pour quelque complication grave.

Le cathétérisme périnéal est facile. Il assure l'évacuation complète de la vessie et met ainsi M. B... à l'abri des rétentions larvées, qui retentissent bientôt sur l'état général.

OBSERVATION XXIV

Rétrécissement blennorrhagique et hypertrophie prostatique. — Empoisonnement urinaire chronique. — Uréthrostomie périnale. — Guérison depuis plus de huit ans.

M. B... soixante-neuf ans, Thônes (Haute-Savoie), opéré le 9 octobre 1891 par M. A. Poncet.

Blennorrhagie à l'âge de vingt-cinq ans. Depuis longtemps, gêne de la miction.

Depuis quelques mois, mictions très difficiles, troubles gastro-intestinaux, malaises divers.

Avec une bougie de petit calibre, on trouve un rétrécissement, sous forme de bride, à 5 ou 6 centimètres du méat. On le franchit aisément; mais un peu en avant du bulbe, on est définitivement arrêté.

Les urines ont un disque d'albumine. Le malade a eu, de l'œdème des membres inférieurs, à plusieurs reprises. Le toucher rectal révèle une hypertrophie prostatique notable.

Opération. — Une sonde est introduite jusqu'au rétrécissement infranchissable.

Incision périnéale de 6 centimètres; nombreuses veinules variqueuses. Tissu péri-uréthral induré sur une hauteur de 4 à 5 centimètres. Rétrécissement de même longueur, permettant le passage d'un stylet d'argent très fin.

L'étendue de la sténose, le mauvais état des voies urinaires, l'âge du malade, décident M. Poncet à employer l'opération la plus simple, celle qui affranchit l'opéré de toute manœuvre nouvelle. Il pratique l'uréthrostomie.

Les suites opératoires ont été des plus bénignes; la température n'a pas dépassé 37°5. On ne met pas de sonde à demeure. Cathétérismes, trois fois, dans les vingt-quatre heures.

Le 20 *octobre*, le malade se lève ; le 24, il se sonde lui-même par son urèthre périnéal. Il retourne dans son pays le 28 octobre, avec des sondes calibre 12 et 16, qu'il doit introduire, deux fois par jour, dans son nouveau méat. Il ne peut pas uriner sans le secours de la sonde. Il a éprouvé, à deux ou trois reprises, de la peine à l'introduire, la difficulté existant à l'orifice externe ; ce dernier une fois franchi, la sonde entrait très facilement dans la vessie.

Résultats éloignés. Avril 1892. — Le malade écrit « qu'il va beaucoup mieux, qu'il a recouvré l'appétit et la tranquillité de l'esprit. » Il se sonde deux fois par jour ; il peut uriner par la plaie ; mais il lui est arrivé, plusieurs fois, de ne pouvoir introduire la sonde, arrêtée à l'orifice du méat.

Il revient en juillet à Lyon. Son état général s'est amélioré, ses malaises divers, symptomatiques d'un certain degré d'empoisonnement urinaire, ont disparu.

On trouve que le méat périnéal s'est notablement rétréci et admet, avec peine, l'extrémité d'une sonde n° 12. On pratique alors sur la paroi inférieure, avec un ténotome, un débridement de quelques millimètres, qui rend le cathétérisme plus facile.

Le malade repart chez lui avec une petite sonde en gomme à bout olivaire, de la dimension d'une sonde de femme, et qu'il doit introduire matin et soir.

Dans une lettre du mois de septembre, il dit pouvoir se sonder très facilement. Il le fait, une fois, tous les deux jours, pour maintenir l'ouverture.

Il urine régulièrement avec la sonde en gomme élastique, quatre fois toutes les vingt-quatre heures, et s'en trouve très bien. Sa santé est devenue parfaite.

31 *mai* 1893. — Le malade écrit à M. Coignet « que la miction est maintenant bien établie par le méat du périnée, qu'il urine toujours environ, quatre à cinq fois, avec la sonde, dans les vingt-quatre heures. Il peut très bien uriner

par le méat sans la sonde. Mais il est obligé d'uriner toutes les heures, car il ne vide pas complètement sa vessie, » dit-il. Il faut remarquer que M. B. est, en même temps, un prostatique, ainsi qu'on l'a constaté au moment de l'opération.

Etat général excellent.

Décembre 1899. *Actuellement, huit ans après l'opération,* le malade, âgé de soixante-dix-sept ans, est en très bonne santé. Au mois de juin dernier, il nous écrivait « qu'il était toujours très content de son état, qu'il urinait très bien, que sa santé ne laissait rien à désirer ».

Nous avons pu le voir récemment (Décembre 1899). C'est un vieillard robuste, indemne de tout malaise, de toute infirmité. Jamais, depuis l'opération, il n'a présenté de troubles digestifs, d'accès de fièvre, etc.

Il se sonde toujours pour uriner, mais, sans la moindre difficulté, et sans y voir, lui-même, d'inconvénient. Il n'a jamais présenté de rétention aiguë d'urine.

Ce résultat est d'autant plus notable, que, par le toucher rectal nous constatons, chez lui, l'existence d'une énorme prostate. Sa vessie semble, cependant, s'être toujours vidée complètement avec l'emploi de la sonde.

Les urines sont restées claires. Pas d'envies fréquentes d'uriner.

M. B... est très satisfait du résultat obtenu.

Sans doute, chez la plupart des sujets de cette catégorie, la force contractile de la vessie n'est point restée suffisante pour surmonter constamment l'obstacle prostatique, pour assurer une évacuation complète des urines, dans des conditions normales. Mais, ces malades, mettant en pratique les conseils qu'on leur avait donnés, ont eu recours, à des cathétérismes réguliers, que l'opération rendait singulièrement faciles.

Nos opérés se soumettent très bien, en effet, à cette

nécessité des sondages répétés, qu'ils peuvent, eux-mêmes, pratiquer, dès les premiers jours, sans redouter les traumatismes du canal et les fausses routes.

Si l'uréthrostomie n'a point supprimé l'obstacle créé par l'hypertrophie prostatique, elle a permis de l'aborder de plus près, avec pleine sécurité. Elle a prévenu ainsi ses fâcheuses conséquences.

Tous les uréthrostomisés ont été mis, désormais, à l'abri des phénomènes urinaires, si communs chez les prostatiques.

III. — TUBERCULOSE URÉTHRALE

Deux malades présentaient des lésions très graves de tuberculose locale, intéressant l'urèthre et le corps spongieux.

Chez l'un (obs. X), après l'ablation des portions ulcérées de la muqueuse uréthrale, il était impossible de reconstituer un canal. Chez tous deux, nous avons dû aboucher l'urèthre au périnée, après la destruction des foyers d'infiltration tuberculeuse.

Actuellement, plus de sept ans après l'opération, ces deux uréthrostomisés sont en bonne santé. De tels résultats éloignés méritent de nous arrêter.

L'opération, conservatrice dans un cas, a été curatrice chez nos deux opérés. Les lésions de tuberculose locale génito-urinaire ont été radicalement guéries. Les troubles urinaires, qui étaient sous leur dépendance, ont définitivement disparu.

Nous estimons que la création d'un méat au périnée, en mettant le canal au repos, et en assurant une évacuation facile des urines, a contribué, pour une large part, à arrêter l'évolution des lésions bacillaires.

L'état général de ces malades n'a pas été sans subir une heureuse influence de la disparition des foyers d'infection locale. Nous avons revu, nous-même, ces deux périnéostomisés, dont la santé est excellente.

Dans l'observation XXV, il s'agit d'un homme de trente-quatre ans, qui, après une blennorrhagie, fut atteint de nombreuses localisations du bacille de Koch. Des hémoptysies, une tuberculose épididymaire, enfin une localisation prostato-uréthrale, qui avait déterminé des fistules rectales et périnéales multiples, l'avaient profondément affaibli.

L'uréthrostomie périnéale n'a pas seulement régularisé la fonction urinaire. Elle a eu la plus heureuse influence sur l'état général de cet homme, qui, depuis plus de sept ans, est guéri.

Les lésions tuberculeuses éloignées paraissent avoir rétrocédé. Sa santé ne laisse rien à désirer. Il est superflu d'ajouter que K... « est enchanté d'un aussi bon résultat » (obs. XXV).

OBSERVATION XXV

Tuberculose urinaire suppurée. — Epididymite tuberculeuse double. — Hémoptysies. — Uréthrostomie. — Guérison depuis plus de sept ans. — Amélioration remarquable de l'état général.

K..., trente-quatre ans, entre à notre Clinique chirurgicale, au mois de juin 1892.

Rien dans ses antécédents héréditaires.

Dysenterie pendant son service militaire en Tunisie. Il

a eu une bronchite qui a duré assez longtemps. Ancienne arthrite sèche du poignet gauche, guérie par ankylose.

En 1884, blennorrhagie ayant duré trois semaines, sans signes consécutifs de rétrécissement.

En 1887, un peu de douleur en urinant, de la pesanteur rectale. Il s'aperçut, dans le courant de cette même année, qu'il s'écoulait du pus par l'anus et par l'urèthre. Bientôt après l'urine passa, en partie, par le rectum.

A la fin de 1887, il a, très probablement, une épididymite tuberculeuse qui laisse une fistule. En même temps, il est atteint d'une bronchite avec hémoptysie.

Il y a deux ans, nouvel abcès périnéal, resté fistuleux. Depuis trois semaines, nouvelle rechute, avec miction douloureuse et difficile.

A son entrée dans notre service, on trouve un gros abcès périnéal, allant de la face postérieure du scrotum à l'anus. Fistules multiples.

Une bougie très fine est arrêtée à la région bulbo-membraneuse.

24 *juin* 1892. — Incision périnéale. Immédiatement au-dessous de la peau, large nappe de fongosités tuberculeuses, qui furent également reconnues telles par l'examen histologique. A l'incision du tissu spongieux et du bulbe, qui est gros et induré, on trouve des granulations tuberculeuses, des abcès caséeux, de la grosseur d'un petit pois.

La muqueuse uréthrale, épaissie, enflammée, est ulcérée en divers points. Immédiatement en arrière du rétrécissement, l'urèthre dilaté permet l'introduction du petit doigt dans la vessie.

On détruit les fongosités avec la curette et le fer rouge. Dans ces manœuvres, la muqueuse uréthrale disparaît sur une grande étendue, et l'uréthrostomie s'impose.

Résultats éloignés. 20 *juin* 1893. — Un an après l'opération, K... a engraissé de 10 kilogrammes. Santé très bonne. Le méat est à 4 centimètres de l'anus et n'a pas de tendance à se rétrécir. Le jet est moins fort que chez les autres opérés. Urines claires; les sensations voluptueuses de l'éjaculation ne sont pas modifiées.

Il est célibataire et ne se plaint pas de la nouvelle situation de son méat. Il se passe facilement, de temps à autre, une petite sonde de femme.

Novembre 1899. — Actuellement, *sept ans et quatre mois après l'opération*, le malade, que nous avons revu, est âgé de quarante et un ans. Sa santé est restée parfaite, depuis l'intervention, jusqu'à ce jour. Il n'a pas présenté de nouvelles manifestations tuberculeuses. Il a beaucoup engraissé et travaille aujourd'hui plus que jamais.

Localement, la guérison est complète.

A deux reprises, cependant, il a présenté une fistulette qui s'est cicatrisée spontanément. Pas de douleurs; pas d'incontinence, pas de rétention. Miction toutes les quatre heures environ.

Le méat périnéal, allongé dans le sens vertical, est sec, nullement irrité, il admet une sonde n° 12. On a cessé toute dilatation depuis plus de cinq ans. Les urines passent, en totalité, et, sans difficulté, par l'orifice artificiel.

Le malade s'est marié, il y a quatre ans. Sa femme ne soupçonne même pas son infirmité génitale. Il n'a pas d'enfants. Il se déclare très satisfait de l'opération qu'il a subie.

Une telle observation se passe de commentaires.

A côté du bénéfice que les uréthrostomisés ont retiré de la création du méat périnéal, que pèsent dans la balance les inconvénients qui résultent des nouvelles conditions physiologiques dans lesquelles ils se trouvent?

Nous ne pouvons avoir, à cet égard, de meilleurs renseignements que ceux qu'ils nous ont donnés si volontiers et que nous avons complaisamment rapportés dans chaque observation.

Nous leur avons demandé s'ils estimaient avoir plus gagné que perdu, s'ils regrettaient leur ancien état, au point de vue génito-urinaire, s'ils désiraient qu'on leur rendît la miction normale, etc.

Tous nous ont fait la même réponse. Ils sont entièrement satisfaits de l'opération. Ils se soucient peu de ses inconvénients, ils n'en voient que les avantages.

La plupart des opérés ont, en effet, conservé de leurs antécédents uréthraux une sorte d'épouvante. Ils ne veulent pas entendre parler d'un traitement quelconque qui rétablirait la fonction dans son intégrité.

Dès les premiers jours, en effet, ils ont été complètement soulagés par l'établissement du néo-méat, et depuis lors, ils urinent sans gêne, sans souffrances.

Le retour des voies urinaires à l'état aseptique a été d'autant plus rapide et plus durable, que l'infection était plus récente, que la vessie était moins scléreuse, que le sujet usait de lavages antiseptiques plus réguliers, et plus répétés.

Lorsqu'il est démontré que les autres méthodes sont vouées à l'insuccès, il faut recourir à l'uréthrostomie précoce, c'est-à-dire, à l'uréthrostomie, avant des lésions graves, trop souvent alors mortelles, de l'appareil urinaire supérieur.

L'opération pratiquée, on se préoccupera d'une désinfection complète de la vessie, désinfection d'autant plus réalisable, que le cathétérisme ne présente plus de dangers.

En résumé : la périnéostomie nous a donné des résultats immédiats et définitifs excellents. Nous sommes donc en droit de conclure que cette méthode thérapeutique peut être d'un précieux secours dans les lésions et les rétrécissements incurables de l'urèthre.

INDEX BIBLIOGRAPHIQUE

Poncet (Antonin). — De la création d'un méat contre nature (Uréthrostomie périnéale), dans certaines variétés de rétrécissements de l'urèthre (Congrès français de chirurgie, 1892).

— Indications et résultats éloignés de l'uréthrostomie périnéale (Congrès français de chirurgie, 1893).

— *Id.* (Mercredi médical) 12 avril 1893.

— De l'uréthrostomie périnéale ou création méthodique au périnée d'un méat contre nature dans les rétrécissements incurables de l'urèthre (Archives provinciales de chirurgie, février 1895).

— Méat hypogastrique et méat périnéal (Semaine médicale, novembre 1895).

— Présentation de malades (Congrès français de chirurgie, 1894).

Poncet (A.) et **Delore** (X.). — Traité de la cystostomie sus-pubienne chez les prostatiques. Création d'un urèthre contre nature (Applications de cette méthode aux diverses affections des voies urinaires). Masson et Cie, éditeurs. Paris, 1899.

Poncet (A.). — Résultats éloignés de l'uréthrostomie périnéale. Étude clinique basée sur vingt-trois observations (Bulletin de l'Académie de médecine, n° 45, séance du 26 décembre 1899).

Delore (X.). — Uréthrostomie périnéale pour rétrécissements, avec fistules incurables de l'urèthre (Gazette hebdomadaire de médecine et de chirurgie, 4 mai 1899).

Coignet (L.-Ph.). — De l'uréthrostomie périnéale dans les rétrécissements incurables. Création méthodique d'un méat contre nature au périnée. Opération du professeur Poncet (Thèse de Lyon, 1893).

Laplanche. — Les résultats éloignés de l'uréthrostomie périnéale. Opération de Poncet. Étude clinique basée sur vingt-trois observations (Thèse de Lyon, décembre 1899).

Chalot. — Traité de chirurgie et de médecine opératoires. Paris, 1898.

Forgue et Reclus. — Traité de thérapeutique chirurgicale. Paris 1897, t. II. Article : « Rétrécissements de l'urèthre ».

Forgue. — In Traité de chirurgie, de Duplay et Reclus, t. VII. Paris, 1899. Article : « Rétrécissements de l'urèthre ».

Hallé et Wassermann. — Anatomie pathologique des rétrécissements de l'urèthre (Annales des maladies des organes urinaires. Paris, 1894).

Barbet. — De la tuberculose de la verge (Thèse de Lyon, 1893).

Poncet (A.). — Nouvelle indication de l'uréthrostomie périnéale pour perte de substance étendue de la muqueuse uréthrale. Arrachement de la muqueuse par une corde nouée, restée pendant six semaines dans la vessie et dans l'urèthre (Gazette hebdomadaire, 27 mai 1893, p. 242).

TABLE DES MATIÈRES

Paris. — L. MARETHEUX, imprimeur, 1, rue Cassette.

www.ingramcontent.com/pod-product-compliance
Ingram Content Group UK Ltd.
Pitfield, Milton Keynes, MK11 3LW, UK
UKHW020202130726
13696UKWH00002B/672